# Eine Wette auf Natürliche Endokrinologie

### Dr. Mario Vega Carbó
### Endokrinologe

Erstausgabe, Juli 2019

Copyright © 2019 Mario Vega Carbó
Alle rechte vorbehalten

*Zu meinen kindern: Liuba, Fidel, Mario und Rocío*

*Zu meinen eltern: Lucía und Nicolás*

*Zu meiner frau: Dra. Ethel Vado Osuna*

*An meine kollegen, patienten und ihre familien*

*Fur gott in der natur als veste quelle der gesundheit*

# Inhalt

Einleitung ................................................................................7
Thema I Diabetes ...................................................................10
Kapitel 1 Definition ...............................................................11
Kapitel 2 Häufigste Ursachen ................................................14
Kapitel 3 Häufige Symptome.................................................17
Kapitel 4 Bedingungen im zusammenhang mit unkontrolliertheit
................................................................................................19
Kapitel 5 Konsequenzen, Prävention und natürliche Empfehlungen, um sie zu kontrollieren ......................21
Kapital 6 Behandlungen.........................................................26
Kapitel 7 Körperliche Aktivität und Stoffwechselkontrolle ........31
Kapitel 8 Diätetische Maßnahmen.........................................36
Kapitel 9 Vitamine und mineraliem.......................................43
Kapitel 10 Heilpflanzen .........................................................45
Kapitel 11 Produkte für indossierte Diabetiker .....................48
Kapitel 12 Alternative Therapien im Diabetes-Management ......51
Thema II Fettleibigkeit ..........................................................55
Kapitel1 Konzept...................................................................56
Kapitel 2 Häufigste Ursachen ................................................58
Kapitel 3 Die häufigsten Symptome ......................................61
Kapitel 4 Zugehörige Bedingungen .......................................63
Kapitel 5 Folgen.....................................................................65
Kapitel 6 Behandlungen.........................................................67
Kapitel 7 Körperliche Aktivität .............................................72
Kapitel 8 Diätetische Maßnahmen.........................................76

Kapitel 9 Vitamine und Mineralien ..............................................82
Kapitel 10 Heilpflanzen ................................................................86
Kapitel 11 Natürliche Ergänzungsmittel.....................................88
Kapitel 12 Alternative Therapien.................................................91
Thema III Tiroides ........................................................................95
Kapitel 1 Konzept ..........................................................................96
Kapitel 2 Häufigste Ursachen .......................................................98
Kapitel 3 Häufige Symptome .....................................................100
Kapitel 4 Zugehörige Bedingungen ...........................................102
Kapitel 5 Folgen............................................................................103
Kapitel 6 Behandlungen..............................................................105
Kapitel 7 Körperliche Aktivität ..................................................108
Kapitel 8 Diätetische Maßnahmen.............................................110
Kapitel 9 Vitamine und Mineralien ...........................................118
Kapitel 10 Heilpflanzen ..............................................................120
Kapitel 11 Natürliche Ergänzungsmittel...................................123
Kapitel 12 Alternative Therapien...............................................125
Thema IV Syndrom......................................................................127
Kapitel 1 Konzept ........................................................................128
Kapitel 2 Häufigste Ursachen .....................................................130
Kapitel 3 Häufige Symptome .....................................................132
Kapitel 4 Zugehörige Bedingungen ...........................................133
Kapitel 5 Langzeitfolgen.............................................................134
Kapitel 6 Behandlungen..............................................................136
Kapitel 7 Körperliche Aktivität ..................................................139
Kapitel 8 Diätetische Maßnahmen.............................................141

Kapitel 9 Vitamine und mineralem ..................148
Vitamine und mineralem ..................148
Kapitel 10 Heilpflanzen ..................151
Kapitel 11 Natürliche Ergänzungsmittel ..................153
Kapitel 12 Alternative Therapien ..................155
Thema V Klima ..................157
Kapitel 1 Konzept ..................158
Kapitel 2 Häufigste Ursachen ..................160
Kapitel 3 Häufige Symptome ..................162
Kapitel 4 Zugehörige Bedingungen ..................163
Kapitel 5 Folgen ..................165
Kapitel 6 Behandlungen ..................167
Kapitel 7 Körperliche Aktivität ..................171
Kapitel 8 Diätetische Maßnahmen ..................174
Kapitel 9 Vitaminen und mineralien ..................179
Kapitel 10 Heilpflanzen ..................181
Kapitel 11 Natürliche Ergänzungsmittel ..................184
Kapitel 12 Alternative Therapien ..................185
Referenzen nach Themen und Kapiteln ..................188
Über den Autor ..................214

# Einleitung

Der Zweck dieses Buches ist es, das Bewusstsein dafür zu schaffen, dass es in der Natur alle Nährstoffe gibt, die wir für eine gesunde Ernährung benötigen, um Krankheiten vorzubeugen, ihre Symptome zu lindern und die Wirkung derer umzukehren, die uns hier versammeln: endokrine Krankheiten.

Sie beabsichtigt unter keinen Umständen, eine medizinische Behandlung zu ersetzen, sondern das Spektrum der Möglichkeiten zu öffnen, damit wir die Möglichkeit haben, zu wählen.

Wir werden einen Rundgang über die Ursachen und Folgen der fünf endokrinen Krankheiten machen, die unsere Gesellschaft befallen, und uns auf den Kampf gegen diese Krankheiten vorbereiten, indem wir nicht nur die traditionelle Therapie anwenden, sondern auch die Bedeutung natürlicher Maßnahmen hervorheben B. Veränderungen in Lebensstil, Ernährung und Bewegung und natürlich die Ressourcen und Vorteile, die wir in Pflanzen finden können, um bei der Behandlung dieser Krankheiten zu helfen

Wir werden dieses Buch mit dem Thema Diabetes eröffnen, einem klinischen Zustand, der in den letzten Jahren zu einer Epidemie geworden ist. Wir werden die Kriterien für die Diagnose kennen, die vorhandenen Typen, die verdächtigen Symptome und die Behandlung sowie die Wirkung von Medikamenten, die Bedeutung eines gesunden Lebensstils und die Pflanzen, die für die Diagnose von Nutzen sind Diabetike.

Dann werden wir mit einem Thema fortfahren, das eng mit Diabetes zusammenhängt, wie zum Beispiel Adipositas. Heute wird Fettleibigkeit als schwere Krankheit angesehen, als stummer Feind, der eine Reihe von Pathologien und Komplikationen auslöst. Wir werden über die Parameter sprechen, um es zu definieren, die Arten, die gemäß der Verteilung des Fettgewebes existieren, die Komplikationen, die es in der Gesundheit verursacht, sowie die nicht-pharmakologischen Behandlungsmaßnahmen, die Medikamente, die verwendet werden können, und die empfohlenen natürlichen Heilmittel.

Im dritten Kapitel erklären wir die Schilddrüse und die Krankheiten, die durch Funktionsveränderungen verursacht werden. Die Schilddrüse produziert Hormone, die wichtig sind, um die Stoffwechselprozesse aller unserer Zellen in Gang zu setzen. Wenn diese Produktion übermäßig hoch (Hyperthyreose) oder unzureichend (Hypothyreose) ist, manifestieren sich die Symptome in allen Organen unseres Körpers. Wir werden über die Ursachen dieser Krankheiten, die Komplikationen und die Möglichkeiten der traditionellen medizinischen Behandlung sowie über alternative Therapien mit Heilpflanzen sprechen.

Im vierten Kapitel stellen wir eine der Pathologien mit der höchsten Prävalenz bei Frauen mit Subfertilität und Infertilität vor, wie das PCOS (Polycystic Ovarian Syndrome), das bei Frauen im gebärfähigen Alter bis zu 12% erreicht. Wir werden sehen, worum es bei dieser Pathologie geht, welche Symptome und Ursachen es gibt, wie konventionell behandelt wird und welche natürlichen Rezepte bei der Behandlung hilfreich sein können

Am Ende des letzten Kapitels werden wir uns auf ein schwieriges Stadium physischer und psychischer Veränderungen vorbereiten, wie das Climaterio, sowohl für Frauen als auch für Männer. Wir werden erklären, warum dieses Stadium eintritt, welche physiologischen Veränderungen mit dem Alter zu erwarten sind, welche Symptome es hervorruft und welche Beschwerden es möglicherweise gibt, und wir werden die Therapien erläutern, die wir anwenden können, um diesem Lebenszyklus zu begegnen.

Wenn Sie die Seiten dieses Buches durchgehen, werden Sie sich dessen bewusst, was Sie in den Händen halten, um Ihren Lebensstil vom Aufwachen bis zum Einschlafen in der Nacht zu verbessern. Von diesem Moment an kann sich Ihr Leben radikal verändern und für immer müssen Sie nur zulassen, dass Alchemie stattfindet. Der Zauberer bist du.

*El autor*
**Dr. Mario Vega**

# Thema I

# Diabetes

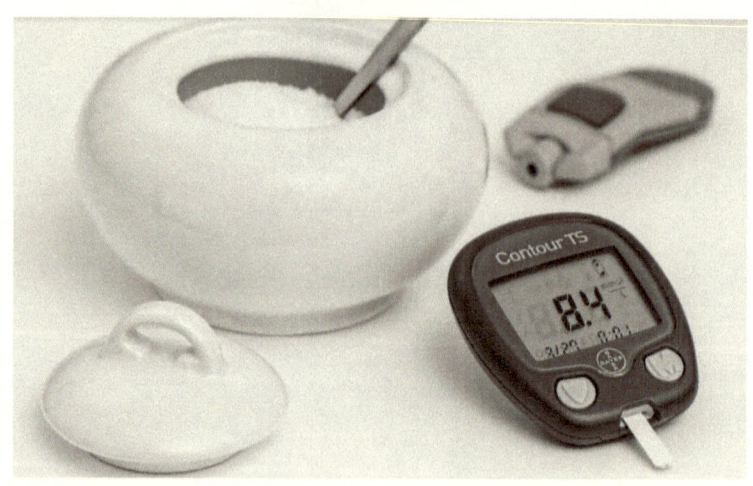

# Kapitel 1

# Definition

**Wissenschaftliche Definition:** Diabetes ist eine chronische Krankheit, die sich manifestiert, wenn die Bauchspeicheldrüse nicht mehr genügend Insulin produziert, um den Blutzuckerspiegel zu regulieren. Ein weiterer Grund für das Auftreten von Diabetes ist, dass die Bauchspeicheldrüse normalerweise Insulin produziert, der Körper es jedoch nicht effektiv einsetzen kann. Wenn Diabetes nicht kontrolliert wird, tritt im Körper eine als Hyperglykämie bekannte Erkrankung auf, die einen erhöhten Blutzucker bedeutet. Mit der Zeit verursacht dieser Zustand schwere Schäden an vielen Organen des Körpers sowie an den verschiedenen Systemen, Nerven und Blutgefäßen.

## Einteilung nach ihrer Pathophysiologie:

**Diabetes typ 1:** Diese Art von Diabetes ist auch unter der Bezeichnung insulinabhängiger oder juveniler Diabetes bekannt. Es tritt auf, wenn die Bauchspeicheldrüse nicht in der Lage ist, Insulin zu synthetisieren, und die Glukose, die über die Nahrung in den Körper gelangt, im Blut verbleibt, ohne in die Zellen eindringen zu können, für deren Funktion sie von entscheidender Bedeutung ist. Durch die Konzentration eines hohen Blutzuckerspiegels treten verschiedene gesundheitliche Probleme auf. Dieser Diabetes wurde bis heute nicht verhindert..

**Diabetes typ 2:** Typ 2, der als nicht insulinabhängig oder als Diabetes im Erwachsenenalter bekannt ist, tritt auf, wenn die Bauchspeicheldrüse das erforderliche Insulin produziert, der Körper es jedoch nicht in die Lage versetzt, die Funktion zu erfüllen, für die es existiert. Daher treten auch hohe Blutzuckerkonzentrationen auf und die Gesundheit wird beeinträchtigt. Der Beginn dieser Krankheit ist nicht wahrnehmbar, so dass einige Menschen jahrelang darunter leiden, bis sich schließlich ein Problem in ihrem Sehvermögen oder Herz manifestiert, das letztendlich entdeckt wird. Da der Körper intelligent und auf Regeneration programmiert ist und die Leber- und Fettzellen Insulin nicht richtig verwenden, bemüht sich die Bauchspeicheldrüse doppelt, mehr zu produzieren. Zu einem bestimmten Zeitpunkt hören Ihre Bemühungen jedoch auf und das Problem verschlechtert sichTyp 2, der als nicht insulinabhängig oder als Diabetes im Erwachsenenalter bekannt ist, tritt auf, wenn die Bauchspeicheldrüse das erforderliche Insulin produziert, der Körper es jedoch nicht in die Lage versetzt, die Funktion zu erfüllen, für die es existiert. Daher treten auch hohe Blutzuckerkonzentrationen auf und die Gesundheit wird beeinträchtigt. Der Beginn dieser Krankheit ist nicht wahrnehmbar, so dass einige Menschen jahrelang darunter leiden, bis sich schließlich ein Problem in ihrem Sehvermögen oder Herz manifestiert, das letztendlich entdeckt wird. Da der Körper intelligent und auf Regeneration programmiert ist und die Leber- und Fettzellen Insulin nicht richtig verwenden, bemüht sich die Bauchspeicheldrüse doppelt, mehr zu produzieren. Zu einem bestimmten Zeitpunkt hören Ihre Bemühungen jedoch auf und das Problem verschlechtert sich.

**Schwangerschafts diabetes:** Dies ist eine Erkrankung, die durch die Entwicklung einer Hyperglykämie, dh den Anstieg des Blutzuckers, im Stadium der Schwangerschaft gekennzeichnet ist. Obwohl die Zuckerwerte höher sind als angenommen, werden sie nicht benötigt, um über Diabetes selbst zu sprechen. Die Folgen dieser Erkrankung sind mögliche Komplikationen während der Schwangerschaft, während der Geburt und das erhöhte Risiko, dass das zukünftige Baby an Typ-2-Diabetes erkrankt.

**Andere Arten von Diabetes**:Diese Kategorie umfasst die Arten von Diabetes, die durch eine andere Pathophysiologie als die vorhergehenden verursacht werden. In der Regel tritt die Krankheit als Folge einer anderen Grunderkrankung auf. Dies ist der Fall bei Diabetes durch die Verwendung von Steroidmedikamenten und bei Diabetes aufgrund von Krankheiten wie Mukoviszidose.

# Kapitel 2

# Häufigste Ursachen

## Diabetes typ 1:

Diese Art von Diabetes ist stark mit dem Lebensstil verbunden. Schlechte Gewohnheiten wie Bewegungsmangel und schlechte Ernährung stehen ganz oben auf der Liste der Risikofaktoren. Dies liegt daran, dass ein direkter Zusammenhang zwischen Fettleibigkeit und Insulinresistenz besteht, der zu Typ-2-Diabetes führt.Das Bauchfett ist mit dieser Insulinresistenz verbunden und somit sowohl Ursache als auch Indikator für Diabetes Krankheit Ein weiterer Risikofaktor ist die Genetik. Zu den am stärksten gefährdeten Gruppen, die an diesem Diabetes leiden, gehören: Latinos, Afroamerikaner, Amerikaner asiatischer Herkunft, Hawaiianer, Ureinwohner der Pazifikinseln und in Alaska geborene Menschen. Daher können wir die Ursachen für diesen Diabetes wie folgt zusammenfassen

- **Vererbung**
- **Umweltfaktorens**

## Diabetes typ 2:

Diese Art von Diabetes ist stark mit dem Lebensstil verbunden. Schlechte Gewohnheiten wie Bewegungsmangel und schlechte Ernährung stehen ganz oben auf der Liste der Risikofaktoren. Dies liegt daran, dass ein direkter Zusammenhang zwischen Fettleibigkeit und Insulinresistenz besteht, der zu Typ-2-Diabetes führt.Das Bauchfett ist mit dieser Insulinresistenz verbunden und somit sowohl Ursache als auch Indikator für Diabetes Krankheit Ein weiterer Risikofaktor ist die Genetik. Zu den am stärksten gefährdeten Gruppen, die an diesem Diabetes leiden, gehören:

Latinos, Afroamerikaner, Amerikaner asiatischer Herkunft, Hawaiianer, Ureinwohner der Pazifikinseln und in Alaska geborene Menschen. Daher können wir die Ursachen für diesen Diabetes wie folgt zusammenfassen

- **Lebensgewohnheiten**
- **Veverbung**
- **Geografische lage**

## Schwangerschaftsdiabetes:

Bei Schwangerschaftsdiabetes wirkt ein Dreieck von Faktoren, die die Krankheit auslösen. Einerseits wirkt sich die Genetik auf ihr Erscheinungsbild sowie auf schlechte Essgewohnheiten und Bewegungsmangel aus. Die hormonellen Veränderungen, die während der Schwangerschaft stattfinden, sind jedoch auch stark für ihr Auftreten verantwortlich. Die bisher am meisten akzeptierte Hypothese basiert auf der Tatsache, dass die in der Plazenta vorkommenden Hormone letztendlich die Wirkung von Insulin blockieren. Die Gewichtszunahme in der Schwangerschaft ist wiederum ein weiterer Auslöser für Schwangerschaftsdiabetes. Auf diese Weise werden die Ursachen zusammengefasst in:

- **Veverbung**
- **Lebensgewohnheiten**
- **Hormone**

## Andere Arten von Diabetes.

### Medikamente:

Eine weitere Ursache für Diabetes sind bestimmte Medikamente, die eine Hyperglykämie verursachen oder den zuvor bestehenden Diabetes dekompensieren können. Darunter sind Opioidanalgetika, Corticosteroide, Rheumatika, Psychopharmaka,

Antineoplastika, antimikrobielle Mittel, Immunsuppressiva, Herzanalgetika, Hormone und Bronchodilatatoren

# Kapitel 3

## Häufige Symptome

Unser Körper ist sehr weise und instinktiv. Durch die Symptome spricht er mit uns, um mitzuteilen, was mit bloßem Auge nicht so offensichtlich ist. Wenn wir eines oder mehrere der folgenden Anzeichen erkennen, leiden wir möglicherweise an stillem Diabetes, ohne es überhaupt zu ahnen:

**Polyurie:** Es geht um das Urinieren in großen Mengen. Wir sollten diesen Zustand nicht mit dem häufigen Wasserlassen in kleinen Mengen verwechseln.

**Polidipsie:** Es ist die übermäßige Zunahme des Durstes, die mit der Dringlichkeit einhergeht, ihn zu stillen. Es bringt die Person dazu, große Mengen an Flüssigkeit aufzunehmen, und die Wahl fällt normalerweise auf Wasser.

**Polyphagie:** Es ist, wenn der Hunger unkontrolliert zunimmt und dazu führt, dass große Mengen an Lebensmitteln gegessen werden.

**Gewichtsverlust:** Es muss ohne einen Faktor geschehen, der es absichtlich oder durch andere Pathologien erzeugt hat, die es verursachen. Es ist ein Symptom für Diabetes, wenn wir spürbar und ohne Änderung unserer Lebensgewohnheiten, wie Ernährung oder Bewegung, abnehmen.

**Andere verdächtige Symptome:**

**Juckreiz:** Es ist die juckende Haut ohne einen offensichtlichen Faktor, der sie erzeugt

**Mudigkeit:** Ohne ersichtlichen Grund fühlen wir uns müde und es fällt uns schwer, trotz geringer körperlicher Anstrengungen zu atmen.

**Verschwommenes sehen:** Wir müssen Müdigkeit in Sichtweite und die Tatsache, dass es sich um ein umständliches Symptom handelt, ausschließen. Um es als ein Zeichen von Diabetes zu betrachten, muss es konstant sein.

**Wunden, die nicht heilen:** Wenn das Schließen unserer Wunden viel länger dauert oder sogar zu Infektionen führt, kann Diabetes die Ursache sein.

**Taubheitsgefühl und Kribbeln in den Extremitäten:** Wenn wir den Verlust der Beweglichkeit oder das Gefühl von Nadeln in unseren Händen und Füßen spüren, kann dies ein weiteres Symptom für diese Krankheit sein.

## Kapitel 4

## Bedingungen im zusammenhang mit unkontrolliertheit

Wenn wir aufgrund mangelnden Wissens oder mangelnder Nachlässigkeit unseren Diabetes vernachlässigen, wechselt der Körper vom Stadium der Symptome zu einem der folgenden Zustände:

**Candidiasis vaginale:** Es ist eine vaginale Pilzinfektion, die sich durch intensiven Juckreiz im vaginalen und vulvären Bereich bemerkbar macht. Andere Symptome, die darauf hindeuten, dass es vorhanden ist, sind Hautausschlag, Rötung und Schmerzen in der Umgebung sowie wässrige oder dicke Vaginalsekret.

**Balanitis:** Es ist die Entzündung und Reizung der Eichel oder der Vorhaut bei Männern und der Klitoris bei Frauen. Es äußert sich in einer Reizung der Umgebung, die in der Regel von schmerzhaftem Wasserlassen, Sekreten aus der Harnröhre und dem Auftreten purpurroter Wunden in der Umgebung begleitet wird.

**Harnwegsinfektionen:** Sie treten auf, wenn Bakterien in die Harnröhre gelangen und sich in der Blase niederlassen. Die Infektion kann sowohl die Harnröhre, die Harnleiter, die Nieren oder die Blase betreffen. Obwohl die Bakterien, die sie verursachen, in der Regel häufig in den Körper gelangen, können sie problemlos freigesetzt werden. Stattdessen, wenn Diabetes vorliegt, schwächt es das Immunsystem undinfolgedessen erfüllt es nicht seine Aufgabe, die aufdringlichen Krankheitserreger im Körper zu zerstören.

**Hautinfektionen:** Wir müssen sehr auf häufige Hauterkrankungen achten, da dies das erste Symptom sein kann, das den Diabetesalarm auslöst. Wenn wir unter Furunkeln, Styes, Karbunkeln (Infektion auf der Ebene der Dermis) oder Follikulitis (Infektion der Haarfollikel) leiden, könnte dies die Ampel des Körpers sein, wenn es darum geht, uns auf Diabetes aufmerksam zu machen.

**Mundprobleme:** Der Anstieg des unkontrollierten Blutzuckers führt mit größerer Wahrscheinlichkeit zu Zahnfleischproblemen wie Parodontitis, die zum Verlust von Zähnen und zur allgemeinen Verschlechterung der Mundgesundheit führen können. Es ist wichtig, diese Art von Gesundheitsproblemen als Warnung davor zu betrachten, dass Diabetes vorliegt, und alle sechs Monate zahnärztliche Untersuchungen durchzuführen, wenn bei uns die Krankheit diagnostiziert wurde.

## Kapitel 5

## Konsequenzen, Prävention und natürliche Empfehlungen, um sie zu kontrollieren

Das Einsetzen von Diabetes hat unerwünschte Folgen für die Gesundheit. Glücklicherweise können wir sie immer verhindern, wenn sie noch nicht erschienen sind, oder kontrollieren, ob sie installiert wurden. Solche negativen Wirkungen manifestieren sich durch die folgenden Krankheiten:

## Periphere Neuropathie:

Aufgrund von Läsionen in den peripheren Nerven, dh solchen, die sich außerhalb des Gehirns und des Rückenmarks befinden und die Reize auf das Gehirn übertragen, leidet die Person an Taubheit oder Taubheit in den Händen oder Füßen. Auf der anderen Seite wird normalerweise ein allgemeines Gefühl der Schwäche empfunden.

**Vorbeugende Maßnahmen**

- **Kontrolle der erkrankungen, die die krankheitverursachen: Diabetes, arthritis, alkoholismus, lymeborreliose, HIV und Leber, Nieren oder schilddrusenerkrankungen.**
- Vermieden sie die exposition gegenuber toxinen.
- Vermeiden sie wiederholte bewegungen
- **ausüben**
- **Vitamin B einnehmen**
- **Iss obst und gemüse**

**Natürliche empfehlungen, um es zu kontrollieren**

- Nüsse verzehren
- Nüssefischöl
- Setzen Sie sich jeden Tag mäßig der Sonne aus, um Vitamin D zu produzieren
- Nüsseweizengrassaft
- Nüssechilischoten und paprika

## Sexuelle Dysfunktion

Sexuelle Dysfunktion ist der Zustand, bei dem der Mann an erektiler Dysfunktion leidet und die Frau das sexuelle Verlangen verliert. Um über eine Pathologie zu sprechen, ist es notwendig, dass dieser Zustand andauert und nicht mit emotionalen Faktoren eines Passagiercharakters verbunden ist.
**Vorbeugende Maßnahmen**

- Mit dem Rauchen aufhören
- Gewicht verlieren
- Schlafen Sie mindestens sieben Stunden am Tag
- Stress abbauen
- Steigern Sie das Wohlbefinden
- Ernähre dich gesund
- Führen Sie körperliche Aktivitäten durch

Natürliche Empfehlungen, um es zu kontrolliere
- Akupunktur
- Kegelübungen
- Essen Sie roten Ginseng
- Verbrauchen Sie Arginin
- Verbrauchen Sie Ginkgo biloba

## Chronische Nierenerkrankung:

Es ist die Rede von chronischen Nierenerkrankungen, wenn die Nieren erzeugt wurden und dies fortgeschritten ist. In diesem Fall besteht er mit der Krankheit im Laufe der Jahre zusammen, und es ist nicht bekannt, dass sie vorhanden ist, da sich Symptome nicht immer manifestieren. Wir können wissen, ob es Routineuntersuchungen, Anamnese von glomerulärem Blut, Kreatinin und Harnstoff im Blut, Urintest und Blutdruckkontrolle gibt.

**Vorbeugende Maßnahmen**

- **Kontrollieren Sie den Blutzuckerspiegel bei Diabetes**
- **Täglich mindestens 30 Minuten Sport treiben**
- **Rauchen verboten**
- **Reduzieren Sie den Alkoholkonsum**
- **Kontrollieren Sie das Gewicht**
- **Halten Sie den Blutdruck bei gesunden Parametern aufrecht**
- **Geringerer Fettverbrauch**
- **Beseitigen Sie die Salzaufnahme**

Natürliche Empfehlungen, um es zu kontrollieren

- **Essen Sie Lebensmittel mit Kalium, Natrium und Phosphoro**
- **Zwiebelbrühe ziehen**
- **Nehmen Sie Infusionen von Bärentraube, Löwenzahn, Malve und Schachtelhalm**

## Ischämische Herzkrankheit:

Es tritt auf, wenn die Wände der Herzkranzgefäße beschädigt sind, was zu einem Zustand führt, der als Arteriosklerose bekannt ist, und dies führt dazu, dass das Herz nicht genug Blut erhält. Weist normalerweise keine Symptome auf.

**Vorbeugende Maßnahmen**

- **Vermeiden Sie einen sitzenden Lebensstil**
- **Rauchen verboten**
- **Ernähre dich gesund**
- **Stress abbauen**

Natürliche Empfehlungen, um es zu kontrollieren
- **Nüsse essen**
- **Zwiebel essen**
- **Nehmen Sie eine Weißdorn-Infusion**
- **Essen Sie Avocados und Bananen**
- **Honig essen**
- **Trinken Sie einen mit Honig gesüßten Aufguss aus Knoblauch und weißem Essig.**
- **Mistelaufguss trinken.**

## Diabetischer Fuß:

Der diabetische Fuß tritt auf, wenn aufgrund des durch Diabetes verursachten Gefühlsverlusts in den Füßen die Wunden im Fuß von der Person nicht wahrgenommen werden und sie sich weiter fortbewegen, bis sie ein Geschwür erzeugen, das zu einer Amputation des Fußes führen kann . Ein kleiner Schnitt oder eine unbedeutende Blase können zu ernsthaften Problemen führen, da sie nicht den Schmerz fühlen, den sie verursachen sollten.

**Vorbeugende Maßnahmen**

- **Überprüfen Sie Ihre Füße täglich**
- **Waschen Sie Ihre Füße täglich**
- **Befeuchten Sie die Füße täglich**
- **Feilen Sie Hornhaut und Härte mit größter Sorgfalt ab**

- Seien Sie immer Schuhe
- Schützen Sie die Füße vor extremen Temperature
- Tragen Sie Socken, wann immer es das Schuhwerk erlaubt

Natürliche Empfehlungen, um es zu kontrollieren

- Aloe Vera mit ätherischem Teebaumöl auftragen
- Holen Sie sich Meersalzbäder
- Trinken Sie einen Aufguss von Ginkgo bilob
- Calendula-Infusion trinken
- Tragen Sie Kokosöl gemischt mit Vitamin E auf

## Kapital 6

## Behandlungen

Die Behandlung von Diabetes basiert auf einer Kombination von „nicht-pharmakologischen" und „pharmakologischen" Maßnahmen, die bei jedem Patienten fortschreitend sind und von Fall zu Fall individuell durchgeführt werden.

Der erste Schritt in der Behandlung werden immer nicht-pharmakologische Maßnahmen sein, die hauptsächlich auf Änderungen des Lebensstils beruhen. Um die Reduzierung des Körpergewichts, insbesondere bei Patienten mit Typ-2-Diabetes und Adipositas, zu erreichen, ist eine kalorienreduzierte Ernährung erforderlich, die auf die individuellen Bedürfnisse jeder Person abgestimmt ist. Ziel ist eine Reduzierung um 5% des Körpergewichts jährlich und dass diese Änderung beibehalten werden.

Ebenso sollte die Diät mit einer Routine von Aerobic-Übungen mittlerer bis hoher Intensität kombiniert werden, die durchschnittlich 30 Minuten pro Woche hinzufügen. Die Routinen sollten für jede Person angepasst werden, vom Gehen, Joggen oder anderen Übungen, unter Berücksichtigung der Begleiterkrankungen der Person.

Wenn die metabolischen Veränderungen von Diabetes mit diesen nicht-pharmakologischen Maßnahmen nicht vollständig kompensiert werden, werden sie mit Medikamenten kombiniert.

## Medikamente

Medikamente sind hauptsächlich bei Typ-2-Diabetes indiziert. Bei Typ-2-Diabetes ist die Hauptveränderung eine

Insulinresistenz des Gewebes, obwohl die Bauchspeicheldrüse weiterhin Insulin produziert, aus diesem Grund jedoch in geringeren Mengen als normal Die Medikamente sollen: (1) die Produktion von Insulin durch die Bauchspeicheldrüse erhöhen oder (2) die Empfindlichkeit der Gewebe gegenüber der Wirkung von Insulin verbessern. Es gibt eine breite Palette von Medikamenten, die wie folgt nach ihrer Wirkung im Körper eingeteilt werden können:

- **Biguanid**: Der Hauptvertreter dieser Arzneimittelgruppe ist Metformin. Es verbessert die Empfindlichkeit des Gewebes gegenüber der Wirkung von Insulin und ist das Medikament der Wahl für Patienten mit Typ-2-Diabetes. Es wird zwei- bis dreimal täglich verabreicht.
- **Dipeptidylpeptidase IV-Hemmer**: In dieser Gruppe finden wir Sitagliptin, Vildagliptin und Saxagliptin. Sie wirken durch Blockierung der Wirkung eines Enzyms namens Dipeptidyldipeptidase IV. Dieses Enzym ist ein Protein, das für die Beseitigung von Substanzen verantwortlich ist, die vom Darm produziert werden, sogenannte Inkretine, die die Funktion haben, die Insulinproduktion zu stimulieren, wenn Nahrung aufgenommen wird. Sie werden oral verabreicht.
- **Inkretinomimetika**: Die Vertreter dieser Gruppe sind Exenatide und Liraglutide. Es handelt sich um Medikamente, die parenteral verabreicht werden, dh normalerweise durch Injektionen. Seine Funktion besteht darin, die Wirkungen von Substanzen, die als Inkretine bezeichnet werden und vom Verdauungstrakt produziert werden, zu simulieren, um die Insulinproduktion zu stimulieren.
- **Thiazolidindione**: wie Pioglitazon. Es ist ein Medikament, das oral verabreicht wird und dessen Funktion darin besteht, die Wirkung auf Insulingewebe, hauptsächlich auf Fettgewebe, zu verbessern. Darüber hinaus verringern sie die Produktion von Glukose durch

die Leber. Zu seinen nachteiligen Auswirkungen gehörten Gewichtszunahme und Herzprobleme.

- **Meglitinide**: Diese Medikamente stimulieren die Insulinsekretion in der Bauchspeicheldrüse und werden mehrmals täglich oral verabreicht. Unerwünschte Wirkungen können eine Hypoglykämie verursachen, das heißt, den Blutzucker senken. Beispiele sind Repaglinid und Nateglinid. **Los ejemplos son la Repaglinida y Nateglinida.**

- **Sulfonylharnstoffe**: Sie gehören allein oder in Kombination mit Metformin zu den am häufigsten zur Behandlung von Typ-2-Diabetes verwendeten. Sie stimulieren die Insulinsekretion und werden in der Regel einmal täglich oral eingenommen. Die hauptsächliche nachteilige Wirkung ist Hypoglykämie. In dieser Gruppe gibt es Medikamente wie: Glibenclamid, Glicazid, Glimepirid.

**Hormontherapie: Insulin**

Die Anwendung von Insulin ist bei Typ-I-Diabetikern, schwangeren Frauen mit Typ-1- und 2-Diabetes oder mit Schwangerschaftsdiabetes sowie bei Patienten mit Typ-2-Diabetes im fortgeschrittenen Stadium angezeigt. Bei Typ-1-Diabetes und Typ-2-Langzeitdiabetes produziert die Bauchspeicheldrüse kein Insulin mehr und muss daher zugeführt werden.

Insulin wird parenteral verabreicht, dh durch Injektionen, üblicherweise subkutan oder intravenös. Bei den verfügbaren Präsentationen handelt es sich um synthetische Humaninsulinanaloga und andere Typen wie NPH-Insulin, die nach ihrem Wirkzeitpunkt klassifiziert werden. Die Injektionen müssen in Bezug auf Fütterungspläne und Mahlzeiten einem strengen Schema entsprechen und sollten mit der Nüchtern-

Kapillar-Glykämie kontrolliert werden. Derzeit gibt es programmierte Insulinpumpen, die Patienten fast automatisch zur Insulinverabreichung verwenden.

## Risiken und Nutzen

Die Nebenwirkungen des Medikaments sind unterschiedlich und hängen von der Art des Arzneimittels ab. Im Allgemeinen sind Hypoglykämie, Übelkeit, Durchfall, Erbrechen, Gewichtszunahme und Natriumminderung im Blut die häufigsten. Was die Vorteile angeht, so haben diese Medikamente die Funktion, die Insulinproduktion zu steigern, den Körper bei der richtigen Anwendung zu unterstützen und die Leber dazu zu bringen, weniger Glukose zu produzieren.

## Operationen

- **Diabetische Fußchirurgie**
- **Pankreas-Transplantation**
- **Chirurgie zur Behandlung von Fettleibigkeit**

## Indikationen, Risiken und Nutzen

Eine diabetische Fußoperation wird empfohlen, wenn ein gefährdeter Fuß betroffen ist, was bedeutet, dass eine Amputation erforderlich sein kann, wenn die Wunde bestehen bleibt. Die Risiken beider Operationen hängen mit der Schwierigkeit der Heilung zusammen, die der Diabetespatient darstellt, während die Wiederherstellung der Gesundheit des Fußes und die Versorgung des Körpers mit einer funktionierenden Bauchspeicheldrüse, die den Patienten von seinem diabetischen Zustand befreit, von Vorteil sind.

Bei der Pankreas-Transplantation sind weitere Risiken zu berücksichtigen. Der erste ist der Ernst der Intervention. Den Zahlen zufolge sterben 20% der Transplantierten innerhalb des ersten Jahres nach der Operation. Andererseits sind die Nebenwirkungen von immunsuppressiven Medikamenten, die eingenommen werden müssen, um zu verhindern, dass der Körper das neue Organ abstößt, gefährlicher als Diabetes.

Eine Operation zur Behandlung von Fettleibigkeit wird in Betracht gezogen, da viele Patienten mit Typ-2-Diabetes übergewichtig sind. Eine Operation ist angezeigt, wenn der BMI größer als 40 kg / m2 ist und der Wert zwischen 30 und 39 kg / m2 liegt und auf herkömmliche Weise (Diät und Bewegung) nicht abnehmen konnte Der Patient leidet an anderen schwerwiegenden Erkrankungen wie Bluthochdruck.

# Kapitel 7

# Körperliche Aktivität und Stoffwechselkontrolle

**Einfluss der körperlichen Aktivität auf die Stoffwechselkontrolle**

Eine strenge und regelmäßige Stoffwechselkontrolle wird uns von den Komplikationen bei Diabetes abbringen.

Sport hat einen sehr positiven Einfluss auf Menschen mit Typ-1- und Typ-2-Diabetes. Zusätzlich zu den Vorteilen, die körperliche Betätigung mit sich bringt, werden Diabetiker die folgenden Vorteile erhalten:

- Verbesserung des Blutzuckerspiegels
- Erhöhung der Insulinsensitivität

Auf der Stoffwechselebene geschieht beim Sport und in direktem Zusammenhang mit Diabetes die Mobilisierung von Glykogenablagerungen in Leber und Muskeln. Darüber hinaus beginnen die Muskeln, Glukose zu absorbieren, sodass sie diese aus dem Blut entnehmen. Schließlich löst körperliche Betätigung, insbesondere Aerobic, das Verbrennen von Lipiden aus, eine Aktion, die die Insulinwirkung im Gewebe verbessert und zu einer Senkung des Blutzuckers führt.

Kinder und Jugendliche mit Typ-1-Diabetes können jede Art von körperlicher Aktivität ausüben, sie können sogar Leistungssport betreiben, müssen jedoch immer über eine ausreichende Stoffwechselkontrolle verfügen. Es wurde festgestellt, dass für eine sichere körperliche Betätigung eine Anpassung der Medikamente und der Ernährung erforderlich ist.

## Komplikationen und Begleiterkrankungen

**Die häufigsten Komplikationen bei Diabetes sind mikrovaskuläres**:

**Retinopathie:** tritt auf, weil ein hoher Blutzuckerspiegel die Blutgefäße der Netzhaut schädigt. Anschließend quellen die Gefäße auf und verlieren Flüssigkeit oder es entstehen neue abnormale Gefäße. All diese Veränderungen können mit der Zeit zu einem Verlust des Sehvermögens führen.
**Nephropathie:** ist die chronische Nierenerkrankung, die zu einer schlechten Blutfiltration durch die Nieren führt, was zu einer gefährlichen Ansammlung von Abfällen und Elektrolyten im Körper führt.
**Neuropathie**: Periphere Nerven werden geschwächt, was zu Taubheit und Verlust der Beweglichkeit von Körperteilen führt.

Sowie kardiovaskuläre, die mit Stoffwechselkontrolle und Krankheitsentwicklung verbunden sind.

## Kombinierte Routinen für Widerstand, Cardio, Flexibilität und Elastizität

Es gibt bestimmte Übungen, die besonders für Menschen mit Diabetes empfohlen werden. Obwohl bei der Ausübung von körperlicher Aktivität die vier Säulen berücksichtigt werden müssen, ist hervorzuheben, dass die aerobe Wirkung für die Stoffwechselkontrolle bei Menschen mit dieser Krankheit am vorteilhaftesten ist.

Damit die Vorteile von körperlicher Bewegung zum Tragen kommen, sollte dies aus Sitzungen bestehen, die mindestens 30 Minuten ununterbrochenen Trainings dauern und mindestens dreimal pro Woche stattfinden.

Routinen können entsprechend der verfügbaren Zeit und Energie ausgewählt werden. Damit aerobe Aktivitäten den gewünschten Effekt erzielen, muss sie zwischen fünfundzwanzig und fünfundvierzig Minuten dauern.

**Cardio- oder Aerobic-Übungen**

- Radfahren
- Skaten
- Elliptisch
- Schneller Spaziergang
- Schwimmen
- Tanzen
- Rennen

**Widerstand**

Wenn wir über Widerstand sprechen, beziehen wir uns auf die Verwendung von Gewichten, um die Zunahme der Muskelmasse zu erzeugen. Wir müssen uns daran erinnern, dass je mehr Volumen im Muskel ist, desto mehr Glukose wird absorbiert. Die Wiederholungen der Widerstandsübungen liegen zwischen zehn und dreißig pro Serie, und es müssen mindestens drei Sätze durchgeführt werden. Die Muskeln für die Arbeit sind:

- Abs
- Rücken
- Waffen
- Beine

**Flexibilität**
Es handelt sich um Routinen, mit denen der maximale Bewegungsumfang in den Gelenken erreicht werden soll. Sie profitieren in der Körperhaltung und in der täglichen Mobilität. Die am meisten empfohlenen sind

**Flexibilität**
Es handelt sich um Routinen, mit denen der maximale Bewegungsumfang in den Gelenken erreicht werden soll. Sie profitieren in der Körperhaltung und in der täglichen Mobilität. Die am meisten empfohlenen sind

- Yoga
- Pilates
- Ballett

**Elastizität**
Menschen mit Diabetes leiden unter vorzeitiger Zelldegeneration, daher kommt es häufig zu Gelenkabnutzungen, Muskelrissen und Sehnenverletzungen. Um dies zu vermeiden, sollte kein Training enden, wenn eine Routine auf Muskelelastizität abzielt. Hier werden Arme, Beine und Wirbelsäule bearbeitet. Damit der Muskel die notwendigen Nährstoffe erhält und die angesammelte Milchsäure in der Widerstandssitzung freisetzt und Schmerzen vermieden werden können, muss jede Dehnübung mindestens zwanzig Sekunden dauern und zweimal wiederholt werden

**Elastizität**
Menschen mit Diabetes leiden unter vorzeitiger Zelldegeneration, daher kommt es häufig zu Gelenkabnutzungen, Muskelrissen und Sehnenverletzungen. Um dies zu vermeiden, sollte kein Training enden, wenn eine Routine auf Muskelelastizität abzielt. Hier werden Arme, Beine und Wirbelsäule bearbeitet. Damit der Muskel die notwendigen Nährstoffe erhält und die angesammelte

Milchsäure in der Widerstandssitzung freisetzt und Schmerzen vermieden werden können, muss jede Dehnübung mindestens zwanzig Sekunden dauern und zweimal wiederholt werden.

## Kapitel 8

## Diätetische Maßnahmen

### Kohlenhydratzählung

Die Kohlenhydratzählung ist eine Technik, die sich auf die Kontrolle des Blutzuckerspiegels durch Menüplanung konzentriert, da dieser Nährstoff den Blutzuckerspiegel erhöht. Wenn wir jedoch möchten, dass es wirksam ist, ist es nicht so einfach wie das Hinzufügen der in der Nahrung vorhandenen Kohlenhydrate, da zwei Faktoren berücksichtigt werden müssen, die die Wirkung dieses Nährstoffs verringern: körperliche Bewegung und die Medikamente, die wir einnehmen.

Im Durchschnitt kann man davon ausgehen, dass pro Mahlzeit 52 Kohlenhydrate benötigt werden.

Zum Beispiel könnte ein Frühstück mit dieser Menge an Kohlenhydraten gebildet werden durch:

- 1 frisches Obst
- 1/2 Tasse Haferflocken
- 1/2 Tasse ungesüßter Joghurt ohne Zucker
- 1 süßer Keks

### Diät nach glykämischem Index und glykämischer Belastung

Der **glykämische Index** gibt Auskunft über die Geschwindigkeit, mit der ein Lebensmittel den Blutzucker erhöhen kann. Es ist notwendig, Lebensmittel mit niedrigem, mittlerem und hohem glykämischen Index aufzuteilen. Der fiktive Wert von 100 wird auf Glukose zurückgeführt, daher haben Lebensmittel mit weniger als 55 einen niedrigen Index. Zwischen 55 und 70 sind mittelschwer und über 70 hoch.

Die **glykämische Belastung** ist ein Muster, das die Geschwindigkeit bewertet, mit der Glukose das Blut erreicht. Dazu werden die in der Nahrung enthaltenen Kohlenhydrate ausgewertet. Wenn das Lebensmittel beispielsweise einen hohen glykämischen Index aufweist, aber nur wenige Kohlenhydrate enthält, ist seine glykämische Belastung gering. Sie können nicht über den glykämischen Index sprechen, ohne die glykämische Belastungzu berücksichtigen, und umgekehrt. Lebensmittel über 20 gelten als zu hoch glykämisch, da sie Glukose schneller ins Blut bringen. Personen unter 10 Jahren haben eine niedrige glykämische Belastung.

**Lebensmittel mit hohem glykämischen Index**: weißer Reis, Wassermelone, verarbeitetes Getreide, Instant-Haferflocken, Kartoffeln
**Lebensmittel mit mittlerem glykämischen Index**: brauner Reis, Fladenbrot, Roggenbrot, Rosinen
**Niedrig glykämische Lebensmittel**: Gerste, Quinoa, Nüsse, Hülsenfrüchte, Milch, Joghurt

**Lebensmittel mit hoher glykämischer Belastung**: Nudeln, Zuckergetreide und Rosinen
**Lebensmittel mit mittlerer glykämischer Belastung**: Brot, Salzkartoffeln, Honig
**Nahrungsmittel mit niedriger glykämischer Belastung**: Ananas, Getreide mit
Ballaststoffen, Linsen, Kiwis

## Tag lesen

Vor dem Kauf von Lebensmitteln ist es zweckmäßig, das Etikett sorgfältig zu lesen. Folgende Faktoren sind zu berücksichtigen:

- **Portionsgröße**: Die unten angegebenen Werte gelten pro Portion, nicht für die gesamte Packung. Es ist sehr wichtig, nicht verwirrt zu sein und zu glauben, dass wir nur 52 Kalorien essen werden, wenn wir die gesamte Packung konsumieren, da wir zum Beispiel über diese Menge an Kalorien für drei Kekse sprechen können.
- **Kalorien**: Es ist sehr wichtig, weniger Kalorien zu sich zu nehmen, als der Körper derzeit durch körperliche Aktivität verbrennt, um Gewicht zu verlieren.
- **Kohlenhydrate**: Beinhaltet Zucker, Ballaststoffe und komplexe Kohlenhydrate. Jedes Kohlenhydrat erhöht den Blutzucker, daher ist es notwendig, die Gesamtgrammmenge zu berücksichtigen, nicht nur die des Zuckers.
- **Ballaststoffe**: Es wird empfohlen, durchschnittlich 25 Gramm pro Tag bei Frauen und 38 Gramm bei Männern zu essen.
- **Zuckeralkohole**: Sie haben weniger Kalorien als Kohlenhydrate und Stärke. Sie sind Betrüger, weil sie in einem Lebensmittel enthalten sein können, dessen Etikett "zuckerfrei" lautet und das es nicht von Kohlenhydraten oder Kalorien befreit.
- **Gesamtfett**: Enthält die Anzahl der schlechten und guten Fette für den Körper. Einfach und mehrfach ungesättigte Fette senken den Cholesterinspiegel und schützen das Herz-Kreislaufsystem.
- **Gesättigte Fette**: Erhöhen das schlechte Cholesterin und das Risiko für Herzerkrankungen.

- **Transfette**: Erhöhen das schlechte Cholesterin und das Risiko für Herzkrankheiten.
- **Cholesterin**: Je weniger Sie haben, desto gesünder ist das Essen. Im Idealfall sagen wir 0%.
- **Natrium**: Wirkt sich nicht auf den Blutzucker aus, es sollten jedoch nicht mehr als 2.300 mg pro Tag eingenommen werden.
- **Liste der Inhaltsstoffe**: Sie werden in absteigender Form aufgelistet. Somit ist der zuerst erwähnte derjenige, der in größerem Ausmaß vorhanden ist.
- **Tägliche Prozentwerte (% DV)**: Rechts neben dem Etikett finden Sie diese Werte. Es gibt die Menge jedes Nährstoffs an, die jeder Teil des fraglichen Lebensmittels pro Tag ausmacht, basierend auf einer Diät mit 2.000 Kalorien.
- **Nettokohlenhydrate**: Dies ist ein Wert, den die derzeitigen Lebensmittelhersteller bereits zu berücksichtigen beginnen. Dies ist die Menge an Kohlenhydraten nach Abzug von Zuckeralkoholen und Gramm Ballaststoffen. Es ist kein Wert, der von Lebensmittel- und Diabetesorganisationen akzeptiert wird, weil er nicht korrekt ist.

## Empfohlene Lebensmittel

Da eine Person mit Diabetes von Nahrungsmitteln mit Kalzium, Ballaststoffen, Kalium, Vitaminen A, C und E sowie Magnesium profitiert, sind die am häufigsten empfohlenen Lebensmittel:

- Zitrusfrüchte
- Süßkartoffel
- Grünes Blattgemüse
- Beeren

- Bohnen (es ist vorzuziehen, dass sie natürlich sind, aber wenn sie in Dosen sind, müssenSie sie nur abtropfen lassen und gut waschen)
- Fisch mit Omega 3
- Vollkornprodukte (Keime und Kleie)
- Tomate
- Muttern
- Magermilch
- Joghurt abschöpfen

## Am meisten empfohlene Zubereitungen und Mengen

Die besten Gerichte für Diabetiker sind: gegrillt, gekocht, gedämpft und gebacken. Es ist besser, dass kein Garvorgang sehr lange dauert, da dies eine stärkere Aufnahme von Kohlenhydraten begünstigt. Der beste Weg, ein Gericht für Diabetiker zuzubereiten, ist:

- 1/2 Teller stärkefreies Gemüse (Spinat, Mangold, Karotten)
- 1/4 Platte Protein (Hülsenfrüchte, mageres Fleisch, Thunfisch)
- 1/4 Teller Vollkornprodukte oder stärkehaltige Lebensmittel (Reis
- Dessert: eine Einheit Obst oder eine Portion Milch

Es ist ratsam, jeden Tag die gleiche Menge an Kohlenhydraten zu sich zu nehmen.

## Menü Beispiele

### Frühstück

- 1 Glas Milch
- Eine halbe Tasse Haferflocken
- 1 Einheit Obst

### Mittagessen

- 1 Tasse Hülsenfrüchte
- 1 Portion Salat
- 1 Einheit Obst oder eine Molkerei

### Snack

- 2 Scheiben Brot
- 1 Glas natürlicher Saft

### Abendessen

- 1 gekochte Kartoffel
- 200 g Spinat
- 5 Esslöffel Reis

## Attraktive und gesunde kulinarische Rezepte

### Warmer oder kalter gedämpfter Salat:

- 2 Karotten
- 1 Zucchinischale
- Schale von 1 Aubergine
- 1/2 Zwiebel

Die Zwiebel wird in Julienne oder Brunoise geschnitten und in einem Esslöffel Altoleinsäureöl anbraten. In dünne Scheiben geschnittene Karotten werden hinzugefügt. Abdecken und schwitzen lassen. Die anderen Zutaten werden hinzugefügt, nach Geschmack gewürzt, zugedeckt und fertig gekocht. Es kann kalt bis heiß gegessen werden.

**Gebackene Gefüllte Tomaten**

- 4 große Tomaten
- 4 Kartoffeln
- 1 Dose Thunfisch
- 1 kleine Zwiebel

Die Zwiebel in einem Esslöffel Altoleinsäureöl anbraten. Die Kartoffeln kochen und pürieren. Tomaten schälen und in eine Tasse geben. Kartoffelpüree mit Thunfisch und Zwiebeln vermengen. Füllen Sie die Tomaten und kochen Sie sie 20 Minuten bei 180 ° C im Ofen.

# Kapitel 9

## Vitamine und mineraliem

Alle Vitamine und Mineralien sind vorteilhaft für Menschen mit Diabetes, aber wir werden uns darauf konzentrieren, diejenigen aufzulisten, die zusätzlich zur Ernährung den Blutzuckerspiegel senken, entweder weil sie Fett abbauen, weil sie das Vorhandensein von Blutzucker verringern, oder weil Sie liefern Energie, die wir sonst aus Kohlenhydraten gewinnen müssten oder weil sie die Insulinproduktion anregen:

- **Vitamin B**
- **Vitamin C**
- **Vitamin D**
- **Vitamin E**
- **Magnesium**
- **Zink**

## Lebensmittel reich an Vitaminen und Mineralstoffen

- Muttern
- Getreide
- Käse
- Austern
- Zitrusfrüchte
- Weizenderivate
- Rohe oder gekeimte Samen
- Bierhefe
- Pilze

- Milch
- Gemüse
- Hummer
- Fisch
- Grünes Blattgemüse
- Tee
- Kakaomilch
- Sellerie
- Brokkoli
- Spargel
- Tomaten
- Zucchini
- Vollkornprodukte
- Meeresfrüchte
- Brauner Reis
- Sonnenblumenkerne
- Eier

# Kapitel 10

## Heilpflanzen

Pflanzen können Medikamente zur Vorbeugung von Autoimmunerkrankungen, zur Senkung und Kontrolle der Glukose und zur Erhöhung der Insulinsensitivität verwenden. Die traditionelle chinesische Medizin und das indische Ayurveda haben die Heilkraft von Pflanzen genutzt, um Krankheiten unbeschadet der Nebenwirkungen zu bekämpfen und haben den Vorteil, dass sie dem Organismus zahlreiche Vorteile bringen. Zum Beispiel hilft Zimt bei der Senkung des Blutzuckers und ist auch äußerst wirksam bei der Stärkung der körpereigenen Abwehrkräfte.

## Nutzpflanzen für Diabetiker:

- **Grüner Tee**: Dank seiner Substanz namens Epigallocatechingallat stimuliert dieses Kraut die Insulinproduktion. Da das Vorhandensein der nützlichen Komponenten nicht zu hoch ist, um wirksam zu werden, ist es notwendig, zwischen einem und zwei Litern grünen Tee pro Tag einzunehmen.

- **Ginseng**: Es sollte als Extrakt eingenommen werden. Seine Wirkung ist die Erhöhung der Insulinsensitivität, die der Körper auf effizientere Weise ausnutzt.

- **Guarumbo-Blätter**: Seine Wirkung ist ähnlich wie die des Arzneimittels Metformin, das zur Bekämpfung von Typ-2-Diabetes eingesetzt wird, da es den Blutzucker senkt.

- **Ingwer**: Diese Wurzel hat eine hervorragende Wirkung auf das Verdauungssystem. Im Gegenzug bekämpft es Typ-2-Diabetes, indem es den Blutzuckerspiegel senkt. Die empfohlene Dosis beträgt einen halben Teelöffel Fastenpulver. Die Infusion von natürlichem Ingwer ist auch sehr vorteilhaft.

- **Bockshornklee:** Verringert das Vorhandensein von Glukose im Blut und stimuliert die Insulinproduktion.

- **Eukalyptus**: Durch eine Eukalyptusinfusion sinkt der Blutzuckerspiegel. Das Blatt dieses Baumes hat die Kraft, den Prozess der Glykogenese zu unterstützen, der die Speicherung von Glukose durch den Körper impliziert, sodass diese nicht im Blut verbleibt und die Organe und Nerven schädigt, sondern freigesetzt wird je nach Anforderung des Organismus.

- **Preiselbeerblätter**: Sie sind mit einer Komponente namens Myrtilin ausgestattet, die die gleiche Funktion wie Insulin hat: Sie bewirken, dass die Zelle Glukose aufnimmt.

- **Berberin**: Diese Pflanze erfüllt die vier Funktionen, die bei der Bekämpfung von Diabetes helfen. Erstens produziert die Leber weniger Glukose. Es verbessert auch die Insulinsensitivität und stimuliert daher die Glukoseaufnahme und senkt letztendlich den Blutzuckerspiegel.

- **Zimt**: Hilft bei der Metabolisierung von Glukose und hilft bei der Insulinproduktion. Es sollte in sehr moderaten

Mengen eingenommen werden, da es sehr stark ist. Es ist ein ausgezeichnetes Gewürz für Desserts und Aufgüsse.

- **Schwarzes Curry**: Dies ist ein kraftvolles Kraut mit Eigenschaften, die das Herz-Kreislauf-System und die Leber schützen. Das Überraschende ist, dass der Blutzuckerspiegel um die Hälfte gesenkt werden kann, wenn nur geringe Mengen zu den Mahlzeiten eingenommen werden.

- **Kurkuma**: Das in diesem Gewürz enthaltene Kurkumin schützt nicht nur die Gelenkeund das Herz, sondern ist auch eine wirksame Waffe gegen die Anwesenheit von Blutzucker. Eine Prise täglich wird empfohlen, entweder zu den Mahlzeiten oder als Ergänzung zu anderen Infusionen.

- **Werke**: Der verwendbare Teil ist die Wurzel dieser Pflanze. Seine Wirkung ist es, den Blutzuckerspiegel zu senken.
- **Wildes Gymnema**: Die Gymneminsäure, aus der es besteht, stimuliert die Insulinproduktion der Bauchspeicheldrüse.

- **Traubenschale**: Das darin enthaltene Procyanidin bewirkt, dass der Körper die Glukose korrekt umsetzt. Abgesehen davon stimuliert es die Bauchspeicheldrüse.

# Kapitel 11

## Produkte für indossierte Diabetiker

Die Supermarktgondeln müssen kein verbotener Ort für Diabetiker sein. Die in verschiedenen Ländern ansässigen Verbände und Verbände für Diabetiker haben den Konsum bestimmter Produkte gebilligt. Nachfolgend finden Sie eine Zusammenstellung von ihnen:

**Splenda**: ist ein Süßstoff, mit dem Sie Kohlenhydrate aus Zucker reduzieren können, da er mit Sucralose hergestellt wird. Es gibt verschiedene Präsentationen, die auf die Verwendung abgestimmt sind, die Sie ihnen geben möchten. Diese können von der Süßung eines Getränks bis zur Zubereitung eines Desserts variieren. Es gibt eine 100% natürliche Option namens Splenda Naturals Stevia.

**Öl**: 100% natürlich und aus Saflorsamen hergestellt. Es ist ideal, um Mahlzeiten ohne Gesundheitsrisiken zu ergänzen.

**D'Gari Gelees**: Die Version für Diabetiker ist leicht. Es gibt auch eine Reihe von Flüssigkeiten für Diabetiker der gleichen Marke.

**Sweet Life**: Sie sind süße Lutscher der verschiedensten Geschmacksrichtungen. Sie können cremige oder Wasserversionen finden. Unter den Aromen fallen Honig-Zitrone, Wassermelone mit Chili, Kirsche, Mandarine und Mango mit Ananas auf.

**Stevia**: Ihre Portion hat nur 3,7 Kalorien. Verwenden Sie Steviolglykoside zum Süßen, ohne den Blutzucker zu erhöhen.

**Salmas**: Sie eignen sich perfekt für einen gesunden Snack, da sie gerösteten Maistoast ohne Fett oder Cholesterin sind.

**McCormick Marmeladen**: Das Etikett sollte ohne Zucker sagen. Es kommt in den Aromen von Erdbeeren und roten Früchten. Es ist eine ausgezeichnete Wahl, sowohl wegen seiner gesundheitlichen Vorteile als auch wegen seines Geschmacks und seiner Konsistenz. Es hat Fruchtstücke, um das traditionelle Format beizubehalten.

**Sevillanas**: sind mit Isomalt gesüßte Waffeln, Lutscher und Ruhme, ein Polyalkohol, der den Blutzuckerspiegel nicht beeinflusst.

**Keine Sorge**: Es handelt sich um zucker- und fettfreie Baisers. Wie der Name schon sagt: Es gibt nichts, worüber man sich Sorgen machen müsste. Die Sandwich-Präsentation ist praktisch und überall leicht mitzunehmen.

**Schokolade Larín**: Schokolade hat mehrere gesundheitliche Vorteile, wenn sie mäßig konsumiert wird. Deshalb hat Nestlé seinen Larín ohne Zucker auf den Markt gebracht, damit Diabetiker nicht weit von gut und lecker sind.

**Carlos V**: Nestlé schlägt erneut eine zuckerfreie Version eines Klassikers vor. Diese Schokolade wird mit Isomalt gesüßt, einer Zutat, die aus Rüben stamm.

**Bimbo-Brot**: Die Versionen für Diabetiker sind Null. Wir finden es natürlich oder geröstet und es hat 0% Zucker oder Fettaggregate.

**Jelly Prema**: Wir müssen auf die zuckerfreie Version zurückgreifen, und wir werden zwei Optionen finden: für Wasser und für Milch.

**Chanty Wip Chantyly**: Die zuckerfreie Version dieses Klassikers bietet eine unersetzliche Ergänzung zu Desserts wie Schlagsahne. Es ist wichtig zu beachten, dass es keinen Zucker enthält, was nicht bedeutet, dass es kein Fett oder Cholesterin enthält. Daher sollte sein Verbrauch moderat und verteilt sein. Der Vorteil ist, dass der ursprüngliche Geschmack des Produkts erhalten bleibt.

**Vitalínea de Danone**: Es ist eine Linie von Joghurt nach griechischer Art. Wir sollten nach seiner zuckerfreien Version Ausschau halten, die feste und trinkbare Joghurts anbiete.

# Kapitel 12

# Alternative Therapien im Diabetes-Management

Zusätzlich zur Fortsetzung der medizinischen und primären Behandlung haben wir die Möglichkeit, auf alternative Therapien, Druck und Diabetes-Kontrolle zurückzugreifen. Durch den Angriff auf Diabetes kontrollieren und verhindern diese Therapien auch Konsequenzen und Krankheiten wie Diabetes.

## Alternative Therapien

**Behandlung auf Basis von Heilpflanzen**: Diabetes-Kontrolle. Dies ist eine einfache und hausgemachte Methode, um mit dieser Krankheit umzugehen, da es praktisch keine Gegenanzeigen oder Kontraindikationen zu den Behandlungen der traditionellen Medizin gibt.

**Homöopathie**: In der ersten Linie der Ähnlichkeit wirken homöopathische Arzneimittel, um die Symptome der Krankheit bei Menschen zu heilen. Diese alternative Therapie verwendet Substanzen, die sich in Wasser oder Alkohol auflösen. Die Besonderheit der Methode besteht darin, dass Sie möglicherweise Symptome bei gesunden Menschen hervorrufen können, sodass sie angeblich bei Patienten, die an der Krankheit leiden, beseitigt werden können.

**Ozontherapie**: Zusätzlich zu den Vorteilen bei der Kontrolle von Diabetes, der Verwendung von Ozon und mehreren Vorteilen im Zellsystem. Es besteht aus dem Auftragen von Ozon auf den Patienten durch Öle, Cremes, Glashauben, Plastiktüten oder sogar

Injektionen. Lesen Sie gleichzeitig bei bestmöglicher Funktion der Zellen einen Absorber für die im Blut vorhandene Glukose ab. Es ist kontraindiziert bei Patienten, die informiert wurden, gegen Ozon allergisch sind und bei schwangeren Frauen.

**Akupunktur**: Hilft, die Symptome von Diabetes zu lindern und die Stoffwechselfunktion zu verbessern, sodass die Krankheit nicht fortschreitet und sogar zurückgeht. Akupunktur ist Teil der traditionellen Medizin Chinas und Japans. Es besteht aus dem Einführen kleiner und sehr dünner Nadeln auf subkutaner Ebene in strategische Bereiche des Körpers, die die Heilung bestimmter Krankheiten aktivieren.

**Bachblüten:** Diese Therapie basiert auf der Suche nach emotionalen und psychischen Ursachen von Krankheiten. Er behauptet, dass diejenigen, die an Diabetes und Leben leiden, sie geschnappt haben. Daher bietet es Heilmittel, die die Emotionen der Person so regulieren, dass sie keine negativen Auswirkungen auf die Bauchspeicheldrüse mehr haben. Die Präparate, die er für Diabetes empfiehlt, sind: Kirschpflaume, Stechpalme, Holzapfel, Senf, Honig saugen und Stern von Bethlehem.

Alle diese Therapien können verwendet werden, um zusätzlich zu Diabetes die Krankheiten zu bekämpfen, die aufgrund dessen aufgetreten sind. In jedem Fall sollte der Therapeut konsultiert werden, um die Behandlung anzupassen oder auf die am besten geeignete Weise zu ergänzen.

## Selbsthilfegruppen für Menschen mit Diabetes

Es ist üblich, dass eine Person mit einer Krankheit sich auf der Welt einsam fühlt. Deshalb sind Selbsthilfegruppen so wichtig, um die notwendige emotionale Unterstützung zu erhalten. Die einfache Tatsache, Menschen zu treffen, die unter dem gleichen Leiden leiden, und mit ihnen sprechen zu können, ist eine Therapie für sic.

Selbsthilfegruppen können von Angesicht zu Angesicht sein und dank der Technologie auch virtuell gefunden werden.
Jedes Land hat seine Selbsthilfegruppen. Das Wichtigste ist, den richtigen Zeitpunkt zu bestimmen, um mit Ihnen in Kontakt zu treten und mit der Teilnahme zu beginnen. Natürlich ist jeder Patient eine Welt, und es ist am besten, diese Entscheidung von seiner Familie und einer Gruppe von Freunden zu unterstützen. Generell wird jedoch empfohlen, zwischen der Diagnose der Krankheit und dem Besuch einer Hilfsgruppe eine Wartezeit einzuhalten. Der erste Schritt ist zu assimilieren, dass wir anfangen müssen, mit der Krankheit zu leben. Sobald sich diese Information in unserem Kopf festgesetzt hat, ist es an der Zeit, uns mit einer Selbsthilfegruppe zu verbinden, die uns das Gefühl gibt, in dieser neuen Phase unseres Lebens begleitet zu sein, was wesentliche Änderungen in den Lebensgewohnheiten erfordert, an die wir uns gewöhnt haben.

Die besten Websites, die den Patienten mit Diabetes sowohl mit Ratschlägen als auch mit aktuellen Artikeln unterstützen, sind:

- **Föderation spanischer Diabetiker (FEDE)**
- **Diabetes-Kanal**
- **Zentrum für die Innovation von Diabetes im Kindesalter (CIDI)**
- **Familien mit Diabetes**
- **Menschen, die mit Diabetes leben**

# Therapeutische Aufklärung bei Diabetes

Bekannt für das Akronym ETD, ist die therapeutische Diabetesaufklärung Teil der Patientenversorgung. Ziel ist es, den Betroffenen auf die Wichtigkeit des Umgangs mit sich selbst aufmerksam zu machen. Deshalb bezieht es die Familie auch in die Dynamik von Praktiken ein, die darauf abzielen, Selbstkontrolle zu erlangen, um eine Änderung von Gewohnheiten und Verhaltensweisen zu erreichen. Die Idee ist, dem Patienten und seiner Familie Einstellungen zu vermitteln, die den Lebensstil so formen, dass er mit der Krankheit freundlich ist.

# Thema II

# Fettleibigkeit

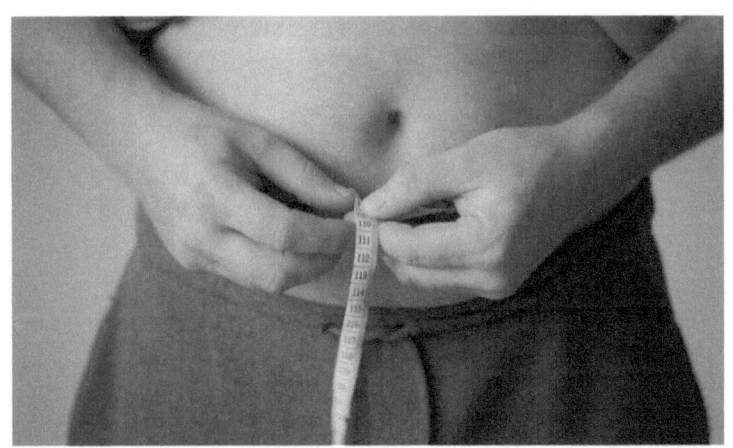

# Kapitel 1

# Konzept

Fettleibigkeit ist eine chronische Krankheit, die in den meisten Fällen verhindert und beseitigt werden kann. Es ist die Ansammlung von mehr als Fettgewebe, die sein Vorhandensein kennzeichnet. Fettgewebe spielt zwar eine grundlegende Rolle für die Gesundheit, da hier Energie gespeichert wird, die bei übermäßigem Wachstum nicht nur unserer Ästhetik schadet, sondern auch unsere Gesundheit gefährdet, da Fettleibigkeit die fünfte einnimmt gehören zu den Krankheiten, bei denen weltweit das Risiko des Todes besteht. Fettleibigkeit kann nach dem Body-Mass-Index klassifiziert werden.

## Arten von Fettleibigkeit nach BMI

Der Body Mass Index (BMI) ist ein Indikator für die Art der Fettleibigkeit. Wir erhalten den BMI, indem wir den Quotienten zwischen dem Gewicht der Person und ihrer Körpergröße im Quadrat finden.

Wenn wir zum Beispiel eine Person berücksichtigen, die 1,75 Meter misst und 80 Kilo wiegt, müssen wir folgendes Konto erstellen:

$$80 \text{ kg} \div (1{,}70)\, 2 \text{ m} = 28 \text{ BMI kg}/\text{m}$$

Nach Angaben des BMI sind die Arten von Fettleibigkeit folgende:

### BMI

- **Normalgewich**t: 18,5 - 24,9
- **Übergewicht**: 25 - 29
- **Note 1**: 30 - 34
- **Note 2**: 35 - 39,9
- **Note 3**: 40 - 49,9
- **Note 4**: mehr als 50

Ab der 1. Klasse gilt es als Übergewicht, und hier wird das Problem gefährlico.

## Android vs gynäkoidale Fettleibigkeit

Ein anderer Weg, um Fettleibigkeit aufzuteilen, besteht in der Verteilung von Fett oder Fettgewebe. In diesem Fall markieren wir android und gynäkoidale Fettleibigkei.

**Übergewicht bei Android**: Da sich Fett im Bauchbereich, in der Brust und im Gesicht ansammelt, sieht die Person wie ein Apfel aus. Dies ist die Art von Fettleibigkeit, die auf Diabetes hinweisen kann und zu Herz-Kreislauf-Erkrankungen führt.

**Fettleibigkeit bei Frauen**: Fett sammelt sich übermäßig in den Oberschenkeln und Hüften an. Frauen entwickeln es am ehesten und führen in der Regel zu Krampfadern oder Knie-Arthrose.

## Kapitel 2

### Häufigste Ursachen

Fettleibigkeit kann auf eine Reihe von Ursachen zurückzuführen sein, die von Genetik bis hin zu Krankheiten variieren. Im Allgemeinen sind die häufigsten Ursachen dieser Krankheit:

**Vererbung**: Gene prädisponieren für Adipositas, sind aber keine Determinanten. Wenn einer der Elternteile fettleibig ist, hat die Person eine 50% ige Chance, dies zu tun, während sie sich bei beiden auf 80% erhöht. Wie wir sehen, ist die Möglichkeit und in sehr hohem Maße. Die Möglichkeit, sich zu weigern, darunter zu leiden und alles zu tun, um diesen Weg zu umgehen, liegt jedoch immer in unseren Händen. In genetischen Fällen liegt Fettleibigkeit vor, wenn wir uns zucker- und fettreich ernähren und uns nicht körperlich betätigen. Die Rolle der Gene bestimmt den Appetit des Menschen, die Menge und Größe der Fettzellen, die Verteilung des Fettgewebes und den Grad der Kalorienverbrennung. Das heißt, der Stoffwechsel ist genetisch bedingt, aber der Stoffwechsel ist nicht alles in Bezug auf Fettleibigkeit. Es zeigt nur, dass wir uns mehr anstrengen müssen, um ein gesundes Gewicht für uns zu halten.

**Lebensgewohnheiten**: Essgewohnheiten und Bewegung sind entscheidend für das Thema Fettleibigkeit. Die Vermeidung dieser Krankheit hängt weitgehend davon ab, aktiv zu bleiben und Nahrung zu sich zu nehmen, die weit davon entfernt ist, Fettgewebe zu erzeugen, indem sie Fette aufnimmt und sie aus dem Organismus ausscheidet.

**Medikamente**: Unter den Nebenwirkungen von Medikamenten stellen wir fest, dass einige von ihnen Adipositas erzeugen. Die Ursachen, für die bestimmte Medikamente uns fett machen, sind, dass einige den Stoffwechsel verändern, andere den Appetit steigern, andere einfach mehr Fett im Körper anbauen und andere Flüssigkeitsretention produzieren. Diejenigen, die uns fett machen, sind Antidepressiva, Betablocker (sie bekämpfen Bluthochdruck und Herzprobleme), Steroide und Antipsychotika.

**Endokrine Ursachen**: Fettgewebe hängt weitgehend von der Hormonausschüttung ab, sodass bestimmte Störungen des endokrinen Systems zu Fettleibigkeit führen. Zu den häufigsten gehören Hyperinsulinämie (mehr Insulin im Blut als ausreichend) und eine erhöhte Sekretion von Leptin (dem Satinhormon).

Andere endokrine Ursachen, die Fettleibigkeit verursachen und eine gesonderte Erwähnung verdienen, sind:

**Insulinresistenz**: Ist die Unfähigkeit des im Blut vorhandenen Insulins, seine Funktion zu erfüllen, den Blutzuckerspiegel auf einem bestimmten Niveau zu halten.

**Polyzystische Eierstöcke**: Bis zu 60% der Frauen, die an einem polyzystischen Ovarialsyndrom (PCOS) leiden, leiden an Fettleibigkeit. Dieses Syndrom verhindert die Freisetzung der reifen Eizelle in die Eileiter, so dass sie sich in den Eierstöcken ansammeln und endlose Störungen hervorrufen.

**Hypothyreose**: tritt auf, wenn die Schilddrüse nicht genügend T4 und T3 absondert, Hormone, die für verschiedene Funktionen im Körper verantwortlich sind, darunter der Stoffwechsel von Nahrungsmitteln für eine ordnungsgemäße Fettverbrennung.

**Cushing**: Das Cushing-Syndrom tritt auf, wenn der Körper für sehr lange Zeiträume zu viel Cortisol, das Stresshormon, produziert. Es kann vorkommen, dass die Person unter emotionalem oder psychischem Stress leidet oder Corticosteroid-Medikamente einnimmt.

**Hypogonadismus**: Wenn Männer nicht genug Testosteron produzieren. Dieser Mangel kann im fetalen Stadium, vor Beginn der Pubertät oder im Erwachsenenstadium auftrete.

**Gigantismus**: Aufgrund des übermäßigen Vorhandenseins von Wachstumshormon (GH) wächst der Körper übermäßig.

**Akromegalie**: Ist, wenn das Wachstumshormon (GH) in übermäßigen Mengen ausgeschieden wird. Die häufigste Form der Manifestation dieser Krankheit ist das übermäßige Wachstum von Händen und Füßen. Der Unterschied zum Gigantismus besteht darin, dass bei der Akromegalie die langen Knochen aufgrund eines Defekts in den Geweben, aus denen sie bestehen, nicht mehr wachsen können.

# Kapitel 3

## Die häufigsten Symptome

In einigen Fällen kann es aufgrund der Körperkonformation schwierig sein, festzustellen, ob wir die Grenze des Übergewichts überschritten haben und auf der Seite der Fettleibigkeit stehen. Wenn wir die Berechnung unseres Body-Mass-Index nicht durchgeführt haben und ständig mindestens zwei dieser Symptome auftreten, ist es ein guter Zeitpunkt, dies zu tun.

**Gewichtszunahme**: Es ist das erste Symptom. Es ist der Indikator, dass Fettleibigkeit auf dem Weg ist. Wir merken es daran, wie die Kleidung passt und natürlich an der Balanc.

**Acanthosis nigrican**s: ist die Verdickung und Verdunkelung der Haut in den Bereichen der Gelenke oder Falten, wie Ellbogen, Knie, Nacken, Knöchel und Achselhöhlen.

**Dehnungsstreifen:** Wenn die Haut abrupt gedehnt wird, entstehen auf der Haut kleine Rillen, die heller oder dunkler als der Hautton sein können. Ihr Aussehen kann für die Person belastend sein, aber sie sind nicht schädlich oder schmerzhaf.

**Menstruationsstörunge**n: Amenorrhoe ist die häufigstc Ursache für diese Erkrankung, die darin besteht, dass über längere Zeiträume keine Menstruationszyklen auftreten.

**Knieschmerzen**: Aufgrund des Gewichts leidet das Kniegelenk und fängt schließlich an zu stören und zu verletzen.

**Andere Symptome von Fettleibigkeit**

- Übermäßiges Schwitzen
- Schlafstörungen
- Infektionsneigung
- Rücken- und Gelenkschmerzen
- Depressionen
- Müdigkeit
- Hitzeunverträglichkeit

# Kapitel 4

## Zugehörige Bedingungen

Der menschliche Körper ist ein großes Netzwerk. Wenn etwas in einem Teil davon passiert, sind mehrere andere betroffen. Im Falle von Fettleibigkeit kann dies die folgenden Krankheiten und Konsequenzen mit sich bringe:

**Hypertonie**: Die Gründe, warum Fettleibigkeit Bluthochdruck erzeugt, sind, dass sie die Natriumretention im Körper erhöht, was zu einer Flüssigkeitsretention führt. Andererseits muss das Herz härter arbeiten, um die gleiche Menge Blut zu pumpen.

**Reizdarm**: Es handelt sich um eine Verdauungsstörung, deren Symptome ohne erkennbaren Grund von Verstopfung auf Durchfall übergehen. Im Gegenzug schwillt der Bauch an und wird aufgeweitet, was zu anhaltenden Schmerzen führt.

**Gastroösophagealer Reflux**: tritt auf, weil der Schließmuskel der Speiseröhre durch Druck im Bauchraum an Kraft verliert.

**Nierenfunktionsstörung**: Eine Zunahme der Körpermasse erhöht das Risiko einer chronischen Nierenerkrankung. Der Organismus führt eine intensivere Filtration durch, um den Stoffwechselbedarf auszugleichen, was im Laufe der Zeit zu Nierenerkrankungen führen kann.

**Nieren-und Bläschenlithiasis**: Der höchste Body-Mass-Index bei Menschen führt zur Entwicklung einer Nierenlithiasis. Fast 60% der Menschen mit Nieren- oder Blasensteinen sind fettleibig.

**Koronare herzkrankheit:**Eine überdurchschnittliche gewichtszunahme verringert die Fibrinolyse, wodurch das

Thromboserisiko, ein mit Herzkrankheiten verbundener Faktor, erhöht wird

**Diabetes:** Fettleibigkeit erzeugt Insulinresistenz, eine körperliche Erkrankung, die zu Diabetes führt, da der Körper kein Insulin verwenden kann, wodurch Zucker im Blut verbleibt, ohne absorbiert zu werden.

**Hoher Cholesterinspiegel**: Das Vorhandensein eines hohen Anteils an schlechtem Cholesterin im Blut ist ein Risiko, das von einem sitzenden Lebensstil ausgeht. Es ist nicht die Fettleibigkeit an sich, die sie hervorruft, sondern der Mangel an körperlicher Bewegung aufgrund der Anstrengung, die mit dem Leiden an Fettleibigkeit verbunden is.

Übergewicht wiederum erhöht die Wahrscheinlichkeit, an Krebs zu erkranken, um 50% und kann auch zu psychischen Erkrankungen wie Depressionen und Angstzuständen führen.

# Kapitel 5

## Folgen

**Hepatische Steatose**: Hepatische Steatose oder Fettleber ist eine Krankheit, bei der die Leber Fett ansammelt. Eine der Hauptursachen ist übermäßiger Alkoholkonsum. Es ist jedoch möglich, dass es auch aufgrund einer schlechten Ernährung zu Übergewicht kommt. Es wird durch den Verzehr von Nahrungsmitteln mit Omega-3-Fettsäuren wie blauem Fisch verhindert und kontrolliert. Es ist notwendig, den Cholesterinspiegel unter Kontrolle zu halten, Aerobic zu betreiben und sehr vorsichtig mit Diäten umzugehen, da der Verlust von mehr als 4 kg pro Monat diesen Zustand verschlimmern kann.

**Metabolisches Syndrom**: es wird durch die Ansammlung von Blutzucker verursacht, der Gewichtsverlust verhindert. Es ist gekennzeichnet durch die Ansammlung von Fettgewebe um die Taille. Es wird durch eine Diät verhindert und kontrolliert, die auf Obst und Gemüse, mageren Proteinen und Vollkornprodukten basiert. Im Idealfall sollten Sie das zugesetzte Salz in den Mahlzeiten ausmerzen und keine gesättigten Fette zu sich nehmen. Aerobic-Übungen sollten täglich und mindestens 30 Minuten pro Tag erfolgen. Du solltest nicht rauchen.

**Hyperurikämie**: ist die überschüssige Harnsäure im Blut. Es wird verhindert und kontrolliert, indem der Verzehr von rotem Fleisch und Leber, Bierhefe, Schokolade und Konserven reduziert wird. Es ist wichtig, mindestens zwei Liter Wasser im Blut zu trinken, da die für Harnsäure verantwortlichen Purine im Urin ausgeschieden werden.

**Acrocordones**: Es handelt sich um kleine Tumoren, die sich an Stellen bilden, an denen Hautfalten und Reibung auftreten. Sie werden oft mit Warzen verwechselt. Die Vorbeugung dieses Problems besteht genau darin, Gewicht zu verlieren, da auf diese Weise die Haut weniger reibt. Sie können gemildert werden und sogar mit Apfelessig, Rizinusöl oder Ananassaft verschwinden. Wir müssen nur eine dieser drei Komponenten auswählen und dreimal täglich anwenden, bis sie verschwinden oder minimiert werden.

**Osteoarthrose**: Wenn der Gelenkknorpel, der die Gelenke zwischen den Knochen schützt, verloren geht, reiben sie aneinander und nutzen sich ab, was zu Schmerzen, Deformationen der Gelenke und Bewegungsspielraumverlust führt. Die Aufrechterhaltung eines angemessenen Körpergewichts ist eine der besten Möglichkeiten, um dies zu verhindern, und Sie können sich über Körperhaltungen beim Gehen oder Ausruhen informieren. Wenn es weh tut, lindert das Anwenden einer Wärmequelle die Beschwerden, während es bei Entzündung zweckmäßig ist, einen Eisbeutel aufzutragen.

# Kapitel 6

## Behandlungen

Die konventionelle Behandlung von Fettleibigkeit basiert auf drei anfänglichen Schritten: Ernährungsumstellung zur Verringerung der Kalorienaufnahme, regelmäßige aerobe und anaerobe körperliche Betätigung zur Steigerung des Energieverbrauchs und Verhaltensänderungen zur Bekämpfung unangemessener Essgewohnheiten wie z zwanghaft.

Medikamente und Operationen sind Teil der Behandlung gegen Fettleibigkeit im Hintergrund. Sie sollten immer von einem Facharzt verschrieben werden, der die Indikationen und Kontraindikationen des Arzneimittels je nach Patient und vorhandenen Komorbiditäten bewertet.

## Medikamente

Medikamente zur Behandlung von Fettleibigkeit sind bei jeder Person mit einem BMI von mehr als 30 kg / m2 angezeigt, dh bei Fettleibigkeit Typ I oder Übergewicht (BMI> 27 kg / m2), bei der Begleiterkrankungen im Zusammenhang mit Fettleibigkeit (Diabetes) auftreten B. Bluthochdruck, Dyslipidämien) und Personen, die nicht auf die anfänglichen Ernährungsmaßnahmen, Übungen und Verhaltensänderungen reagiert haben, nachdem sie diese genau eingehalten haben. Es gibt zwei Arten von Wirkmechanismen für diese Medikamente:

(1) Sie hemmen den Appetit, das heißt, sie sind magersüchtige Medikamente; oder
(2) Sie reduzieren die Absorption von Kohlenhydraten und Fetten durch die Hemmung der enzymatischen Proteine des Darms, die

dazu beitragen, Nahrung in den Körper aufzunehmen (Pankreaslipasen).

Wenn sie beginnen, die Maßnahmen der Ernährung und Bewegung zur Gewichtsreduktion zu ergreifen, widersteht der körpereigene Stoffwechsel solchen Veränderungen und nimmt eine Reihe von physiologischen Anpassungen vor, die darauf abzielen, die Gewichtsreduktion einzudämmen, zum Beispiel den Appetit zu steigern. Das ist der Grund, warum sich das verlorene Gewicht um ein Vielfaches erholt. Zu diesem Zeitpunkt wirken die Medikamente, verringern die Wirkung dieser physiologischen Mechanismen unseres Körpers, die dem Gewichtsverlust widerstehen, so dass Ernährung und Bewegung effektiv sind und die Veränderungen langfristig aufrechterhalten werden.

Es wird gesagt, dass die medikamentöse Therapie wirksam war, wenn in einem Zeitraum von 12 Wochen nach der Anwendung in Kombination mit Diät und Bewegung 5% des Körpergewichts verloren gegangen sind. Wenn dieses Ziel nicht erreicht wurde, sollte die Einhaltung der Behandlung überprüft werden, da möglicherweise ein bestimmtes Stadium nicht genau erreicht wird.

Eine Frage, die immer gestellt wird, ist: Muss man Medikamente einnehmen? Die Antwort hängt stark von der klinischen Situation der Person ab. Die Medikamente haben keinen direkten Einfluss auf den Gewichtsverlust. Sie tragen lediglich dazu bei, die durch Ernährung und Bewegung verursachten Stoffwechseländerungen beizubehalten, dh ohne diese Änderungen im Lebensstil funktionieren die Medikamente nicht Sie haben keine Funktion, daher sind Ernährung und Bewegung die Säulen der Behandlung von Fettleibigkeit. Einige Medikamente zur Behandlung von Fettleibigkeit sind:

- **Derivate von Amphetaminen (Phentermine, Diethylpropion)**: Sie haben eine Wirkung auf das

Zentralnervensystem, um den Appetit zu reduzieren. Sie werden für kurze Zeiträume in der Regel 12 Wochen empfohlen.

- **Orlistat**: Dies ist eines der am häufigsten verwendeten. Es blockiert die Wirkung der gastro-pankreatischen Lipase, um die Aufnahme von Fetten im Darm zu verhindern. Es kann für längere Zeiträume verwendet werden, bis zu 1 Jahr.
- **Topiramat:** ist ein Medikament zur Behandlung von Epilepsie, das auch die Appetithemmung auf zentraler Ebene beeinflusst. Es kann für eine lange Zeit verwendet werden.

- **Bupropion**: Es ist ein Arzneimittel mit Antidepressivum-Funktion, das auch zur Behandlung von Tabaksucht und zur Senkung des Appetits angewendet wird. Es kann für eine lange Zeit verwendet werden.

Die Auswahl des Arzneimittels wird vom Spezialisten unter Berücksichtigung des Patienten und der damit verbundenen Krankheiten getroffen. Die wichtigsten Nebenwirkungen dieser Medikamente sind Übelkeit, Durchfall, Verstopfung, Mundtrockenheit, Herzklopfen und Bluthochdruck. Sie können auch bei Kindern oder schwangeren Frauen nicht angezeigt werden.

## Operationen

Es gibt Operationen, bei denen überschüssiges Fettgewebe entfernt und der Appetit so verändert wird, dass wir weniger essen.

**Bariatrisch**: Am häufigsten ist der Magenbaipas. Es besteht aus einer Kombination von restriktiven Operationen, die darauf abzielen, die Größe des Magens durch ein elastisches Band zu verringern, und von malabsortiven Operationen, deren Funktion es ist, die Nahrungsaufnahme zum Dünndarm zu beschleunigen, so dass sie schneller aufgenommen wird Es beschleunigt den Stoffwechsel. Diese Operation beseitigt nicht nur Fettleibigkeit, sondern auch das Risiko, daraus abgeleitete Krankheiten zu entwickeln.

Eine bariatrische Operation wird durchgeführt, wenn keine Diät, Bewegung oder medikamentöse Behandlung erfolgreich war, sodass aufgrund von Komplikationen im Zusammenhang mit Fettleibigkeit Lebensgefahr besteht.

Mögliche Nebenwirkungen einer Adipositaschirurgie sind Erbrechen, Gallensteine, Durchfall, vermehrtes Gas, übermäßiges Schwitzen, Nährstoffmangel und Schwinde.

**Ästhetik**: Am häufigsten sind Bauchdeckenstraffung (im Bauchbereich), Mammoplastik (in den Brüsten), in den Armen und Oberschenkeln. Diese Operationen werden nicht zur Behandlung von Fettleibigkeit empfohlen, da ohne angemessene Änderung des Lebensstils das Übergewicht wiederhergestellt wird. Der Weg, um es effektiver zu machen, besteht darin, gleichzeitig Gewicht zu verlieren und Sport zu treiben, da dies verhindert, dass ein Absacken praktisch irreversibel ist. Bei diesen Operationen wird überschüssige Haut aufgrund der durch Fettleibigkeit verursachten Dehnung entfernt.

**Liposkulptur**: Ein Verfahren, mit dem überschüssiges Fett in bestimmten Bereichen entfernt werden kann. Es wird empfohlen, dies nach Erreichen eines idealen Gewichts zu tun, da dies dann der Fall ist, wenn das zu verlassende Fettgewebe am ungernsten ist. Der zu behandelnde Bereich wird anästhesiert und eine Kanüle wird eingeführt, um Tumeszenzflüssigkeit zu injizieren, die das Fett freisetzt. Mit Hilfe einer weiteren Kanüle wird das Fett abgesaugt. Am wichtigsten sind die Erwartungen, mit denen wir zur Operation gelangen, denn sie versprechen nicht den perfekten Körper, sondern die Verbesserung der Silhouette. Die Nebenwirkungen sind hauptsächlich vorübergehend, da sie mit Schwellungen, Schmerzen, Verfärbungen und Blutergüssen der Haut.

# Kapitel 7

## Körperliche Aktivität

**Möglichkeit der Mobilität und Komplikationen**

Eine der Lösungen für Übergewicht ist Bewegung. Mobilitätsmöglichkeiten stellen jedoch ein Problem dar, wenn diese Krankheit auftritt. Wir müssen daher berücksichtigen, dass die Bewegungsbereiche und Übungen bei normalgewichtigen Personen nicht gleich sind.

Das Ziel, das Sie immer im Auge behalten sollten, ist es, den Body-Mass-Index zu verringern, um Gewicht zu verlieren. Die Übungen sollten jedoch für Personen mit eingeschränkter Mobilität konzipiert sein.
Der Rücken ist eine Schwachstelle für übergewichtige Menschen, daher ist es notwendig, den Muskeltonus in der Region zu verbessern und der Bearbeitung des Abdomens, einschließlich der schrägen Stellen, entgegenzuwirken. Obwohl Aerobic-Übungen unerlässlich sind, müssen sie mit Routinen für Widerstand, Elastizität und Flexibilität ergänzt werden.

**Komplikationen und Krankheiten**

Komplikationen im Zusammenhang mit körperlicher Betätigung während der Adipositas sind auf Verletzungen der Muskeln, Gelenke und des Herz-Kreislaufsystems zurückzuführen.

Wir sollten unser Herz nicht in vollen Zügen erzwingen, da dies gefährlich sein könnte. Deshalb müssen wir moderat und konstant trainieren. Wenn wir unseren Widerstandsroutinen mehr Gewicht verleihen, müssen wir dies sehr allmählich und mäßig tun.

Erwärmung und Dehnung sind wichtig, um Verletzungen zu vermeiden.

## Aerobe Routinen

Jede dieser Aerobic-Übungen sollte täglich über einen Zeitraum von mindestens fünfundzwanzig Minuten ohne Unterbrechung durchgeführt werden.

- Laufband
- March simuliert einen Gang auf dem Boden, aber hebt die Knie so weit wie möglich an
- Heben Sie das Knie zum gegenüberliegenden Ellbogen an. Sie werden für jede Seite
- zehnmal wiederholt, und es werden zwanzig Alternativen hergestellt.
- Moderater Aerobic-Unterricht mit Choreografie
- Strecken Sie das Armkreuz aus und heben Sie das rechte Knie zum rechten Ellbogen und das linke nach links.

## Widerstandsroutinen

Sie werden nach einem Eintritt in die Gelenk- und Herz-Kreislauf-Hitze von mindestens fünf Minuten durchgeführt

- **Kniebeugen mit Rotation der Schultern**: Es geht darum, die Füße etwas weiter auseinander zu stellen als die Breite der Schultern und sich nach hinten zu bewegen, als wollten wir uns hinsetzen. Bei unserer Rückkehr bringen wir die gebeugten Arme auf Brusthöhe und drehen den Rumpf zur Seite. In der nächsten Hocke wenden wir uns der anderen zu. Wir wiederholen dreißig Mal

- **Rudern**: Mit leicht auseinander liegenden Füßen bringen wir den Oberkörper in einem Winkel von 45 ° zum Boden, strecken die Arme nach vorne, jede mit einer Hantel von 3 kg, legen die Handflächen nach oben und ziehen die Ellbogen nach hinten und strecken die ausgestreckten Arme zurück vorwärts Wir machen drei Sätze von zwanzig Wiederholungenden,

- **Seiteneisen**: Wir legen uns an einen festen Tisch, stützen den Unterarm und halten den Körper in einer geraden Linie, aber beugen uns zum Tisch.

## Elastizitätsroutinen

Nach dem Krafttraining ist es Zeit, die Elastizität zu üben.

- **Brustvergrößerung**: Legen Sie sich auf den Bauch, legen Sie die Hände auf Schulterhöhe, strecken Sie die Arme und bringen Sie Ihren Körper zurück. Der Kopf sollte gerade sein, nicht nach hinten. Halte es zwanzig Sekunden lang gedrückt, gehe zurück zum Boden und wiederhole es noch zweimal.

- **Beinelastizität**: Legen Sie sich auf den Rücken, führen Sie ein Knie an die Brust und strecken Sie das Bein nach oben. Lassen Sie es in einem Winkel von 90 ° über dem Boden und mit gut gestrecktem Knie. Wiederholen Sie mit dem anderen Bein. Sie sollten 20 Sekunden von jeder Übung machen und dreimal mit jedem Bein wiederholen.

## Flexibilität Routinen

Am Ende der Widerstandsübungen machen wir Flexibilität.

- Wir trennen die Füße ein wenig und machen mit einem einen Schritt nach vorn. Wir heben den Arm des Beins an, das sich dahinter befindet, und drehen den Rumpf zur Seite des Beins, das vor uns liegt. Wir warten zwanzig Sekunden, machen rückgängig und gehen auf die andere Seite.

- Wir trennen die Füße etwas mehr als die Breite der Schultern und kippen den Rumpf zur Seite. Wir helfen uns gegenseitig, indem wir den Arm zur Seite bringen, an die wir uns lehnen, und den anderen nach vorne. Eine Variante ist dies auf dem Boden sitzend und mit gespreizten Beinen zu tun.

# Kapitel 8

## Diätetische Maßnahmen

### Kalorienarme Diät

Eine hypokalorische Diät besteht darin, die Menge an Kalorien, die wir verbrauchen, zu verringern. Während es auf den ersten Blick die logischste und mathematischste Lösung für Adipositas zu sein scheint: weniger Kalorien = niedrigerer Body-Mass-Index, machen ihn die Faktoren, die ins Spiel kommen, zu einem feindlichen Potenzial für Adipositas.

Indem wir weniger Kalorien zu uns nehmen, fühlen wir uns kälter und das Kreislaufsystem leidet. Andererseits verbraucht die Verdauung weniger Kalorien, so dass wir mehr Nahrung aufnehmen, die wir essen.

Schließlich wird die körperliche Aktivität instinktiv reduziert. In Ermangelung von Energiereserven gibt das Gehirn den Befehl, die Bewegung einzustellen, damit der Körper die wenigen Reserven, die er hat, nicht zu Ende verliert.

Als ob dies nicht genug wäre, damit eine hypokalorische Diät dem Körper nicht schadet, ist es notwendig, sie mit der Zunahme von Proteinen und Lipiden zu ergänzen, wobei letztere schädlicher sind als die Kalorien selbst.

Die Lösung ist immer noch auf eine ausgewogene Ernährung und tägliche Bewegung.

## Diäten

Diäten sollten für einen kurzen Zeitraum befolgt werden: zwischen einer Woche und einem Monat. Das Ziel ist es, drastisch abzunehmen. Aufgrund des Mangels an Nährstoffen werden sie jedoch auf lange Sicht nicht mehr brauchbar. Daher ist es unmöglich, den Rückpralleffekt nach ihnen nicht zu erzeugen.

Sie basieren auf einem oder wenigen Inhaltsstoffen, deren Schlankheitseigenschaften kürzlich entdeckt wurden. Der einzige Fall, in dem wir sie empfehlen, ist, wenn wir bereits eine feste Diät haben, die wir befolgen werden, und solange die Diät mit körperlicher Bewegung beginnt und diese unbegrenzt nach der Diät fortgesetzt wird.

Es ist nicht verwunderlich, dass diese Diäten dazu führen, dass Sie in einem Monat 15 Kilogramm abnehmen, von denen Sie sich noch mehr erholen können, zum Beispiel 17 Kilogramm, indem Sie zu Ihrer Routine zurückkehren. Ein weiterer Faktor ist, dass sie eine starke schlechte Laune und Gereiztheit für alles erzeugen, was wir nicht essen dürfen, wie zum Beispiel Schokolade.

## Diäten nach glykämischem Index

Bei den Diäten nach dem glykämischen Index handelt es sich um diejenigen, auf deren Grundlage wir die Ernährung nach ihrem Einfluss auf den Blutzuckerspiegel aufbauen. Lebensmitteln mit Kohlenhydraten wird eine Nummer zugewiesen, die davon abhängt, wie viel Sie den Blutzucker erhöhen können.

Kurz gesagt, es ist eine Diät, die Kohlenhydrate und Kalorien zählt, um das Überschreiten der Idealgrenze zu vermeiden und so den Blutzucker unter Kontrolle zu halten.

Die Ziele, die Sie durch diese Zählung erreichen können, sind eine gesunde Ernährung, Gewichtsverlust und die Vorbeugung von Diabetes.

Der glykämische Index ist in drei Kategorien unterteilt:

- Niedriger glykämischer Index: 1 bis 55
- Durchschnittlicher glykämischer Index: 56 bis 69
- Hoher glykämischer Index: 70 und höher

Die Lebensmittel sind unterteilt in:

- Niedrige glykämische Belastung: 1 bis 10
- Durchschnittliche glykämische Belastung: 11 bis 19
- Hohe glykämische Belastung: ab 20

**Lebensmittel mit niedriger glykämischer Belastung**: grünes Blattgemüse, rohe Karotten, rote Bohnen, Kichererbsen und Linsen.
**Lebensmittel mit mittlerer glykämischer Belastung**: Bananen, Ananas, Rosinen und Rosinen, Hafer, Zuckermais und Roggenbrot
**Lebensmittel mit hoher glykämischer Belastung**: Kartoffeln und Weißbrot

## Empfohlene Lebensmittel

- Getreide
- Brauner Reis
- Kartoffeln

- Vollwertkost (nicht raffiniert)
- Früchte
- Gemüse und Gemüse
- Wasser
- Magere Brühe
- Infusionen
- Natürliche Säfte
- Hülsenfrüchte
- Oliven- und Altoleinsäureöl

## Die am häufigsten empfohlenen Vorbereitungen

- Gebacken
- Gedämpft
- Gekocht
- Mit natürlichen Süßungsmitteln gesüßt
- Mit Altoleinöl anbraten
- Schlank
- Gegrillt

Generell werden alle Zubereitungen empfohlen, die nicht gebraten oder frittiert sind oder deren Zutaten noch nicht entfettet wurden, sofern dies aufgrund ihrer Zusammensetzung erforderlich ist.

## Menü Beispiele

**Frühstück**

- 1 Einheit Obst
- 1 Tasse Müsli
- 100 g magerer Käse

**Mittagessen**

- 1 Portion brauner Reis mit Gemüse
- 1 Tasse Magersuppe
- 1 Einheit Obst oder eine zuckerfreie Molkerei zum Nachtisch hinzugefügt

**Snack**

- 2 geröstetes Mehrkornbrot mit zuckerfreier Marmelade
- 1 Tasse Kaffee mit Milch ohne Zucker

**Abendessen**

- 3 gebackene Brokkolistückchen
- 1 Portion roher Karotten-Rüben-Salat, gewürzt mit Olivenöl und Essig
- 1 Einheit Obst

Für Snacks werden Obst, Reiscracker, Magerkäse und zuckerfreie Müsliriegel empfohlen. Eine Einheit von einer oder zwei im Fall von Reiscrackern. Im Falle von Käse 100 Gramm.

## Attraktive und gesunde kulinarische Rezepte

### Frischer Thunfisch mit Pilzen und Paprika

- 2 frische Thunfischfilets
- 1 kleine Zwiebel
- ¼ Pfeffer jeder Farbe
- 10 Pilze
- Altolsäureöl

Das in Julienne geschnittene Gemüse und die Pilze im Öl anbraten. Wenn Sie fertig sind, fügen Sie die Thunfischsteaks hinzu und kochen Sie sie auf beiden Seiten, bis sie fertig sind. Sie können nach Belieben mit Gewürzen würzen.

**Neapolitanische Linsenburger**

- 2 Tassen gekochte Linsen
- 1/1 Tasse Roggenmehl
- 2 magere Käsefetas
- 2 Scheiben geschälte Tomate

Die Linsen gut durchtränkt pürieren und nach Belieben würzen. Fügen Sie das Roggenmehl hinzu, vereinigen Sie, bis Sie eine homogene Paste haben. 2 Stunden in den Kühlschrank stellen. Nehmen Sie es heraus und formen Sie zwei Hamburger. Legen Sie sie ohne Öl auf das Antihaft-Bügeleisen. Zum Schluss jeweils einen Käsefeta und die Tomatenscheibe dazugeben.

## Wie vermeide ich Sprünge

Der Rückprall scheint der erzwungene Effekt einer ungeeigneten Ernährung zu sein. Um dies zu vermeiden, müssen Sie nicht an einer Modediät teilnehmen oder an einer Diät, die verspricht, mehr als 10 Kilogramm pro Woche abzunehmen und diese einzuhalte.

Was getan werden muss, ist, die Lebensgewohnheiten zu ändern: gesund essen, Zucker eliminieren, jeden Tag Sport treiben (idealerweise zwei Stunden, obwohl 30 Minuten ausreichen) und mindestens zwei Liter Wasser pro Tag trinken. Diese Gewohnheiten ermöglichen es uns, allmählich Gewicht zu verlieren und dabei zu bleiben.

# Kapitel 9

## Vitamine und Mineralien

**Vitamine und Mineralien, die in einer Diät gegen Fettleibigkeit nicht fehlen dürfen**

Ein Teil der Person, die für Fettleibigkeit verantwortlich ist, ist unser Stoffwechsel. Es ist nicht nur das, was wir essen, sondern was unser Körper mit dem tut, was in ihn eindringt. Ein langsamer Stoffwechsel bedeutet, dass die kleinste Nahrungsaufnahme aufgenommen und als Energiereserve gespeichert wird.

Dies zu vermeiden, liegt in unseren Händen, da es eine Liste von Vitaminen und Mineralstoffen gibt, die zum reibungslosen Funktionieren des Stoffwechsels beitragen. Dadurch wird der Stoffwechsel auf den richtigen Rhythmus beschleunigt, um Übergewicht aus unserem Leben fernzuhalten.

**Vitamine**

- Vitamin A
- Vitamin C
- Vitamin D
- Vitamin E

**Mineraliem**

- Kalzium
- Magnesium

**Lebensmittel, die reich an Vitamin A sind**

- Milch
- Butter
- Cheddar-Käse
- Brokkoli
- Süßkartoffel
- Möhre
- Koh
- Spinat
- Mango
- Damaskus
- Melone
- Huhn
- Türkei
- Kalbfleisch
- Fisch

**Lebensmittel, die reich an Vitamin C sind**

- Orangen
- Mandarinen
- Grapefruits
- Zitronen
- Trauben
- Kiwi
- Petersilie
- Rote Paprikaschoten
- Brokkoli
- Erdbeeren
- Persimone
- Basilikum
- Papaya

**Lebensmittel, die reich an Vitamin D sind**

Es ist wichtig zu berücksichtigen, dass 30% des Vitamin D, das der Körper benötigt, aus der Nahrung stammt, während die restlichen 70% von der Sonneneinstrahlung abhängen. Wenn ein Teil eines Beins oder Arms einmal pro Woche zu unsicheren Zeiten freigelegt wird, reicht es aus, ihn zu erhalten.

- Sardinen
- Thunfisch
- Lachs
- Fischöl
- Milch
- Käse
- Joghurt
- Milchcreme
- Butter
- Weizenkeime
- Pilze
- Avocado

**Lebensmittel, die reich an Vitamin E sind**

- Hülsenfrüchte
- Eigelb
- Olivenöl
- Sonnenblumenöl
- Vollkornprodukte
- Avocado
- Papaya
- Milch
- Butter
- Muttern
- Chiasamen
- Sonnenblumenkerne
- Grünes Blattgemüse
- Blauer Fisch

**Calciumreiche Lebensmittel**

- Käse
- Joghurt
- Milch
- Butter
- Spargel
- Spina
- Brokkoli
- Mangold
- Kohl
- Berza
- Sardinen
- Lachs
- Meeresfrüchte

**Magnesiumreiche Lebensmittel**

- Grünes Blattgemüse
- Muttern
- Kirschen
- Banane
- Hülsenfrüchte
- Kakao
- Vollkornprodukte
- Fisch

# Kapitel 10

# Heilpflanzen

## Nützliche Heilpflanzen

Die Pflanzen, die zur Bekämpfung von Fettleibigkeit empfohlen werden, verbrennen vorhandene Fette, fördern einen höheren Kalorienverbrauch, verhindern, dass Glukose fett wird, und nehmen das Hungergefühl..

**Quemadores de grasa**

- Grüner tee
- Yerba Kumpel
- Guarana
- Rohkaffee
- Fenchel
- Löwenzahn
- Zichorie
- Schwarzer Rettich

**Appetitminderer**

- Kalifornischer Mohn
- Baldrian
- Plantago
- Glucomannan
- Spirulina

**Reduzieren Sie die Nahrungsaufnahme**

- Garciniacambogia
- Schachtelhalm
- Brennnessel

**Erhöhen Sie die Kalorienaufnahme**

- Birke
- Distel

**Insulinresistenz reduzieren**

- Zimt
- Wildes Gymnema
- Glucomannan
- Ginseng

# Kapitel 11

## Natürliche Ergänzungsmittel

Unternehmen wie Life haben ihr Leben der Erforschung von Gesundheitsfragen gewidmet. Um dies zu reflektieren, entwickelten sie eine Reihe natürlicher Ergänzungsmittel, die bestimmten schädlichen Wirkungen, die der Körper erhält, entgegenwirken sollen. Alle von ihnen teilen eine Reihe von Zutaten gemeinsam, wenn es um die Beseitigung von Fettleibigkeit geht. Es ist sehr wichtig, dass Sie sie kennen, damit Sie die Entscheidung treffen können, ob Sie auf die Ergänzung zurückgreifen oder direkt zu ihren aktiven Bestandteilen gehen.

**Koffein**

Durch die Erhöhung des Herzeffekts beschleunigt es den Stoffwechsel von seinen Basen. Es wirkt stark oxidierend auf Fette. Auf der anderen Seite nimmt der Widerstand zu, was für Menschen in einem progressiven Trainingsprogramm von großem Vorteil ist.

**Molkeprotein**

Seine Wirkung besteht darin, die Muskelmasse zu erhöhen, was an sich den Fettverlust verursacht, da sich der Muskel davon ernährt. Wenn wir es zu uns nehmen, nehmen wir wahrscheinlich an Gewicht zu, aber wir wandeln Fett in Muskeln um, was gesund ist.

**Vitamin D**

Es hilft bei der Aufnahme von Kalzium aus der Nahrung und verbrennt daher überschüssiges Fett im Körper.

**Chitosan**

Es hat die Kraft, die Fette aufzunehmen und zu reinigen, die über die Nahrung in unseren Körper gelangen. Daher reduziert es die Körpermasse und verringert die Bauchschwellung.

**Hydroxycitric Säure**

Es kommt in der Garciniacambogia-Pflanze vor und absorbiert das angesammelte Fett im Bauch, in der Leber und unter der Haut.

## Formate von Gewichtsverlust ergänzt

**Diuretika**: Nierenfunktion aktivieren und Flüssigkeitsretention beseitigen. Durch die Reinigung der dort gespeicherten Flüssigkeiten verliert der Körper an Volumen.

**Mahlzeitenersatz**: Sie haben die notwendigen Nährstoffe, um eine der vier Mahlzeiten des Tages zu ersetzen. Da sie leichte Mahlzeiten ersetzen sollen, werden sie zum Verzehr als Snack oder Abendessen empfohlen.

**Sättigend**: Sie werden von löslichen und unlöslichen Fasern gebildet. Diese Komponente verdoppelt ihre Größe, indem sie das im Magen vorhandene Wasser aufnimmt und das Gefühl vermittelt, viel mehr gegessen zu haben, als wir tatsächlich konsumiert haben.

**Abführmittel:** Sie müssen sehr vorsichtig mit dieser Art von Alternative sein, um Gewicht zu verlieren. Das Abführmittel hat die einzige Funktion, Abfall zu beseitigen, was nicht bedeutet, dass es dünner wird, sondern die Luft ablässt. Wenn es häufig eingenommen wird, auch wenn es nicht benötigt wird, wird erreicht, dass der Darm keine Nährstoffe aufnimmt, und der Körper wird krank. Abführmittel sollten nicht zur Gewichtsreduktion verwendet werden.

**Fettverbrenner**: Sie haben die Aufgabe, den Fettstoffwechsel anzuregen, dh dem Körper den Auftrag zu erteilen, die Ablagerungen dieser Komponente schneller zu nutzen. Manchmal kommt es vor, dass der Körper nicht reagiert und diese Reserven nicht nutzt. Deshalb sind Brenner in diesen Fällen sehr effektiv.

# Kapitel 12

## Alternative Therapien

Es gibt hundertprozentige natürliche Alternativen zur Bekämpfung von Fettleibigkeit. Dies sind Therapien, die nichts mit dem Verbrauch von Nährstoffen zu tun haben, die der Wirkung anderer Nährstoffe entgegenwirken. Die bekanntesten Therapien in dieser Hinsicht sind:

## Verhaltenstherapien

Es geht darum, durch die Kontrolle der Atmung, Muskelspannung, Muskelentspannung und Muskelschwere einen Zustand der Ruhe zu induzieren und dabei die Energie an jeden Körperteil zu leiten, um dies zu erreichen unter anderem durch Kälte, Wärme, Wärme und Druck.

## Stressbewältigung

**Aromatherapie**: Diese alternative Therapie hat viele Anwendungen. Unter ihnen ist die Stresskontrolle. Durch Mischen der richtigen Aromen kann eine dauerhafte Entspannung erzeugt werden, um eine Harmonie zwischen Körper, Geist und Seele zu erreichen.

**Lachtherapie**: Es ist eine sehr moderne Technik und basiert auf dem Lachen, das getestet wurde, um Spontanität zu erzeugen. Glauben Sie an die ansteckende Wirkung des Lachens und versuchen Sie, es durch das mehrfache Lachen der Teilnehmer zur Explosion zu bringen. Es löst Spannungen und führt zur Heilung von Krankheiten, die mit Bitterkeit und Stress verbunden sind.

**Atmen**: dient zum kontrollierten Ein- und Ausatmen, um Stress und Anspannung zu verringern.

**Musiktherapie**: Unter Verwendung der für jeden Fall angegebenen Noten wirkt Musik als großartiger Therapeut. Der Blutdruck wird gesenkt, der Hormonspiegel reguliert und die Herzfrequenz kontrolliert.

**Massagen**: Durch die richtige Stimulation der strategischen Zonen wird ein Zustand ausreichender Entspannung erreicht.

## Entspannungstherapien

- **Meditation**: Durch gezielte Aufmerksamkeitstechniken, Stille, richtige Körperhaltung und kontrollierte Atmung wird der Stress kanalisiert, um den Körper zu verlassen.

- **Progressive Entspannung**: Sie kann zu jeder Zeit und an jedem Ort praktiziert werden. Sie müssen von oben oder unten beginnen und der Reihe nach fortfahren. Es besteht darin, die Muskeln eines Körperteils zu belasten, um sie sofort zu entspannen.

- **Biofeedback**: Im Körper befinden sich Sensoren, die helfen, die verschiedenen Rhythmen und Körperwerte zu erkennen. Wenn sie bestimmt sind, müssen Sie Ihre Meinung ändern, um sie zu unseren Gunsten zu ändern.

- **Taichí**: Wenn Sie durch langsame und kontrollierte Bewegungen an Gleichgewicht und Konzentration arbeiten, wird die durch Stress verursachte Spannung beseitigt.

- **Yoga**: erzwungene Yogastellungen erzeugen Körperbeherrschung und eine sehr positive Stoffwechseländerung. Unter seinen Effekten ist es, Stress abzubauen.

## Angstkontrolle

Es wird mit der Lieferung von Kräutern, **Homöopathie** oder **Bachblüten** durchgeführt. Als natürliche Methode müssen wir geduldig sein und dem Körper Zeit geben, die Reize der Behandlung zu empfangen und so die Angst zu beseitigen.

## Depressionskontrolle

Eine Reihe von externen und internen Faktoren werden ins Spiel gebracht, so dass die Depression verschwindet. Darunter ist der Verzehr von antidepressiven Nahrungsmitteln wie Eiern, Nüssen und Schokolade; regelmäßiges Üben und Tanzen; Aktivitäten zu machen, die wir mögen und das soziale Leben zu verbessern.

## Kontrolle der Kohlenhydratabhängigkeit

Kohlenhydrate sollten nicht aus der Nahrung genommen werden, da sie als Energiereserve benötigt werden. Was wir tun müssen, ist den Verbrauch wie folgt zu regulieren:

- **Reduzieren Sie zuckerhaltige Kohlenhydrate**
- **Nehmen Sie mehrfach ungesättigte Fette in die Nahrung auf (Nüsse, Erdnussbutter, Avocado)**
- **Stärkehaltige Kohlenhydrate aus dem Abendessen entfernen**

## Zwangskontrolle

Die Kontrolle des zwanghaften Verhaltens in Lebensmitteln muss folgende Fachkräfte umfassen:

- **Psychologen**
- **Psychiater**
- **Ernährungswissenschaftler**
- **Ärzte**

## Körperbild

Wenn Sie unter einem verzerrten Körperbild leiden, sind die wirksamsten Behandlungen, um es zu bekämpfen:

- **Verhaltenskognitive Therapien**
- **Einnahme von Medikamenten, die den Serotoninspiegel erhöhen**

## Hedonistischer Speisesaal

Es geht um die Person, die sich am Essen erfreuen möchte. Es ist nicht nur hinter dem Essen selbst, sondern die Empfindungen, die es verursacht. Auf der anderen Seite, da Hedonismus mit Wohlbefinden verbunden ist, ist es eine Person, die durch Nahrung für die Gesundheit isst. Wählen Sie also diejenigen, die gleichzeitig reich und gesund sind.

# Thema III

# Tiroides

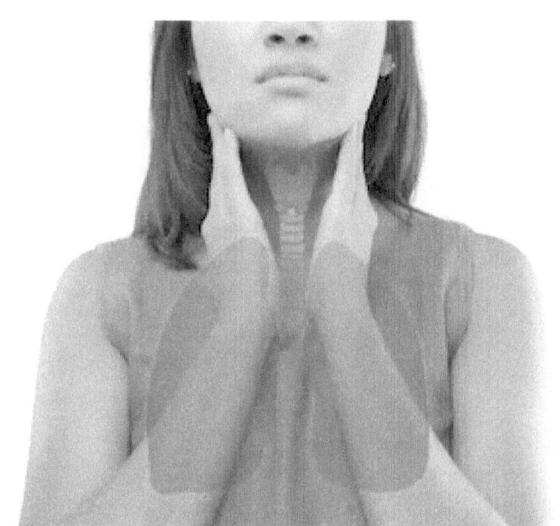

# Kapitel 1

# Konzept

In unserem Nacken befindet sich eine schmetterlingsförmige Drüse namens Schilddrüse. Seine Aufgabe ist es, Hormone für das reibungslose Funktionieren von Systemen und Körperorganen zu produzieren, die Teil der Dynamik des Stoffwechsels sind.

Wenn die Schilddrüse zu versagen beginnt, hat dies verschiedene Auswirkungen auf unseren Körper. Die Symptome können so unmerklich sein, dass sie empfindlicher auf Erkältung reagieren, und sie können auch deutlich sichtbar sein, wie bei Fettleibigkeit oder extremer Dünnheit, und zwar ohne eine Erklärung in Bezug auf Nahrung oder körperliche Betätigung.

Um das Vorliegen eines Schilddrüsenversagens festzustellen, müssen bestimmte Tests durchgeführt werden, bei denen immer Blut vorhanden ist, um das Vorhandensein des von der Schilddrüse abgesonderten Hormons T4 festzustellen. Wenn diese jedoch für den behandelnden Arzt nicht eindeutig sind, kann eine Biopsie angefordert werden.

## Arten von Schilddrüsenproblemen

Arten von Schilddrüsenproblemen sind Schilddrüsenunterfunktion, Schilddrüsenunterfunktion, Hashimoto-Schilddrüsenentzündung und Kropfentzündung.

**Hypothyreose**: tritt auf, wenn die Schilddrüse nicht die erforderliche Menge an Schilddrüsenhormon produziert, so dass der Körper seinen Mangel und seine Anwesenheit empfindet, um die relevanten Funktionen jedes Systems auszuführen. Es ist häufiger bei Frauen als bei Männern und manifestiert sich normalerweise nach dem sechzigsten Lebensjahr.

**Hyperthyreose**: Wir sind in der Gegenwart dieser Pathologie, wenn die Schilddrüse zu aktiv ist und wirft daher einen Überschuss an Schilddrüsenhormon in den Körper. Dies kann auf einen übermäßigen Jodkonsum, das Vorhandensein von Schilddrüsenknoten oder einfach auf Geschlecht und Alter zurückzuführen sein, da dieses Problem am wahrscheinlichsten bei Frauen und bei Menschen über 60 Jahren auftritt. Alter.

**Hashimoto-Thyreoiditis**: Sie wird auch als chronische lymphatische Thyreoiditis bezeichnet und tritt auf, wenn das Immunsystem die Schilddrüse angreift.

**Kropf**: ist die Vergrößerung der Schilddrüse, die sich in der Schwellung des Halsbereichs äußert, in dem sie sich befindet. Da der Mangel an Jod die häufigste Ursache für Kropf ist, wird die Drüse vergrößert, um das gesamte mögliche Jod aus unserer Nahrung aufzunehmen. Ohne genügend Jod kann die Schilddrüse nicht genug Schilddrüsenhormon produzieren.

# Kapitel 2

## Häufigste Ursachen

Zu den häufigsten Ursachen für das Auftreten von Schilddrüsenproblemen zählen:

**Autoimmunerkrankunge**n: Autoimmunerkrankungen wie rheumatoide Arthritis, Zöliakie, Typ-1-Diabetes, Morbus Addison, Vitiligo, perniziöse Anämie, Multiple Sklerose oder in Fällen des Turner- oder Down-Syndroms oder einer bipolaren Erkrankung können zu einer Hypererkrankung führen oder Hypothyreoseo.

**Jodmangel**: Eine Ernährung mit niedrigem Jodgehalt kann eine Schilddrüsenunterfunktion verursachen.

**Prämenopaus**e: Hormonelle Veränderungen, die in diesem Stadium auftreten, können Schilddrüsenprobleme auslösen.

**Vererbung**: Es besteht eine hohe Wahrscheinlichkeit für Hypo- oder Hyperthyreose, wenn unsere Eltern diese hatten, insbesondere wenn sie auf die Hashimoto-Krankheit oder die Basedow-Krankheit zurückzuführen sind.

**Hyperaktive Knötchen**: Das Vorhandensein von Knötchen führt zu einer Überproduktion von T4.

**Schilddrüsenentzündung**: ist die Entzündung der Drüse, die durch Schwangerschaft, Autoimmunerkrankungen oder aus Gründen, die noch nicht bekannt sind, verursacht wird.

**Rauchen**: Die im Tabak enthaltenen Thiocyanate können Kropf produzieren.

Eine Möglichkeit, Schilddrüsenproblemen vorzubeugen, besteht in der Auswahl organischer Reinigungsmittel und Kosmetika, da viele dieser Produkte Substanzen enthalten, die die Hormonproduktion negativ beeinflussen. Stress ist eine weitere Ursache für eine Funktionsstörung der Schilddrüse, daher sollten wir ihn so weit wie möglich vermeiden. Es ist offensichtlich, dass es manchmal nicht möglich ist, weniger zu arbeiten, aber wir können steuern, wie sich die Probleme, die mit diesem Aspekt unseres Lebens verbunden sind, auf uns auswirken.

# Kapitel 3

## Häufige Symptome

Abhängig von der Art der Schilddrüsenerkrankung, an der Sie leiden, leiden Sie unter verschiedenen Arten von Symptomen.

## Hypothyreose

- Müdigkeit
- Tagesmüdigkeit
- trockene haut
- Gewichtszunahme
- Häufige Vergesslichkeit
- Müdigkeit
- Kälteempfindlichkeit
- Muskelschwäche
- Heiserkeit
- Verstopfung
- Langsame Herzfrequenz
- Gesichtsschwellung
- Schilddrüsenschwellung (Kropf
- Hohes schlechtes Cholesterin
- Gelenkschmerzen und Entzündungen
- Depressionen

## Hyperthyreose

- Herzklopfen
- Nervosität, Reizbarkeit und Angst
- Zittern

- Gewichtsverlust und Schwierigkeit, sich zu erholen
- Albträume
- Müdigkeit
- Erhöhter Appetit
- Erhöhtes Schwitzen
- Wärmeempfindlichkeit und Erstickungsgefühl
- Haarausfall
- Menstruationsstörungen
- Durchfall
- Brustwachstum bei Männern
- Erbrechen und Übelkeit

## Hashimoto-Krankheit

- Keine Symptome
- Mit Symptomen einer Hypothyreose
- Mit Symptomen einer Hyperthyreose
- Kleiner Kropf
- Nackenbeschwerden
- Vergrößerung der Zunge
- Spröde Nägel
- Menorrhagie (übermäßige Blutung während der Menstruation)
- Haarausfall

## Kropf

- Keine Symptome
- Wölbung oder Nackenbeschwerden
- Schwierigkeiten beim Schlucken, Atmen oder Spreche
- Husten
- Engegefühl im Hals

# Kapitel 4

## Zugehörige Bedingungen

Wenn Schilddrüsenprobleme auftreten, können viele andere Zustände vorliegen. Darunter heben wir hervor:

**Reizdarm**: Eine Schilddrüsenunterfunktion kann Darmprobleme verursachen, wie z. B. eine Glutenunverträglichkeit oder Probleme im Zusammenhang mit dem Reizdarm. Daher können bestimmte Lebensmittel, insbesondere solche mit Ballaststoffen, Beschwerden verursachen.

**Depression**: Derzeit ist einer der ersten Tests, die ein Arzt vor dem Auftreten von Depressionssymptomen anfordert, die Schilddrüsenfunktion. Wenn die vermutete Depression auf diese Ursache zurückzuführen wäre, würde keine antidepressive Behandlung wirken, da die ursprüngliche Ursache angegriffen werden müsste, dh die Hypo- oder Hyperthyreose.

**Fibromyalgie**: Dies sind intensive und anhaltende Schmerzen in der Skelettmuskulatur. Es kann durch eine Vielzahl von Faktoren verursacht werden, darunter Hypothyreose.

**Hypertonie**: Das endokrine System, zu dem die Schilddrüse gehört, hängt mit dem Auftreten einer sekundären Hypertonie zusammen. Dies wird als hoher Druck bezeichnet, der nicht auf übermäßige Natriumaufnahme, Bewegungsmangel oder Genetik zurückzuführen ist.

**Arthritis**: Hypothyreose kann zu Schmerzen im Zusammenhang mit dieser Krankheit sowie zu Schwellungen der Gelenke in Händen und Füßen führen.

# Kapitel 5

# Folgen

Eine unbehandelte Schilddrüsenerkrankung kann zu bestimmten schwerwiegenden Folgen führen. Daher ist eine regelmäßige Überwachung sehr wichtig, um Schilddrüsenprobleme zu behandeln, die Folgendes verursachen können:

**Unfruchtbarkeit**: Schilddrüsenhormone interagieren mit Sexualhormonen. Daher spielen sie eine sehr wichtige Rolle bei der Reifung, Freisetzung und Befruchtung der Eizellen. Eine Funktionsstörung der Schilddrüse kann von schwerer Empfängnis bis zu spontanen Aborten führen. Männer haben auch Probleme mit ihren Spermien, so dass Unfruchtbarkeit kein ausschließlich weibliches Problem ist. Die beste Möglichkeit, dieses Problem auf natürliche Weise zu vermeiden und zu bekämpfen, besteht darin, jodreiche Lebensmittel zu sich zu nehmen, darunter Kuhmilch, Käse, Fisch und Eier.

**Sexuelle Dysfunktionen**: Unter den physischen und psychischen Störungen, die die Sexualität betreffen, finden wir erektile Dysfunktion, vorzeitige Ejakulation, mangelndes Verlangen, Abneigung gegen Sex, Schmerzen beim Geschlechtsverkehr und die Unfähigkeit, Orgasmen zu haben. Eine der besten Möglichkeiten, dies zu verhindern und zu lösen, ist eine flüssige und effektive Kommunikation mit dem Paar. Da die Schilddrüse eine der Ursachen sein kann, wird empfohlen, Ernährung und Lebensstil so anzupassen, dass sie gesund sind. Einige Medikamente, wie Antidepressiva und Antihypertonika, wirken sich auf diesen Bereich aus. Daher wird empfohlen, nach einer natürlichen Alternative zu jedem dieser Medikamente zu suchen. Vor allem die Beseitigung der Krankheitsursachen ist die gesündeste Maßnahme. Wenn Sie beispielsweise an

Bluthochdruck leiden, müssen Sie zunächst das Speisesalz entfernen und 30 Minuten Aerobic pro Tag absolvieren.

**Demenz**: Wenn sich die vom endokrinen System abgeleitete Körperchemie verändert, ist eine der möglichen Folgen der Verlust von Fähigkeiten und geistiger Funktion. Es ist wichtig, diese Störung rechtzeitig zu erkennen, da sonst die Schädigung des Gehirns dauerhaft sein kann. Sowohl hohe als auch niedrige Schilddrüsenhormonspiegel können zu diesem Problem führen. Zur Umkehrung der Schilddrüsenunterfunktion können Sie Löwenzahntee oder Ginsengtee verwenden. Bei Hyperthyreose wird die Einnahme von Rettich empfohlen, entweder in Salaten oder in Form von Saft mit Zitrone gemischt.

**Herzerkrankungen**: Während Hypothyreose das Herz-Kreislauf-System direkt beeinflusst, ist Hyperthyreose für Vorhofflimmern und damit für Herzrhythmusstörungen prädisponiert.

**Schilddrüsenkrebs**: Schilddrüsenkrebs ist hauptsächlich auf die Genetik und auf Faktoren wie Strahlenexposition im Kindesalter zurückzuführen. Da dieser letzte Faktor nur eine minimale Häufigkeit aufweist, ist es sehr schwierig, die Krankheit zu verhindern. Es gibt jedoch natürliche Alternativen, die bei der Behandlung dieser Krebsart helfen. Es wird empfohlen, die Mittelmeerdiät anzuwenden, die unter anderem aus Kohl, Orangen- und Rotgemüse, Zitrusfrüchten, grünem Gemüse, roten Früchten und Hülsenfrüchten besteht.

# Kapitel 6

# Behandlungen

## Medikamente

Bei der Behandlung von Schilddrüsenerkrankungen können Medikamente eingesetzt werden, um bei Hypothyreose ihre Funktion zu stimulieren oder bei Hyperthyreose ihre übermäßige Aktivität einzudämmen.

**Medikamente gegen Hypothyreose**: In diesem Fall werden synthetische Schilddrüsenhormone eingesetzt, die die Funktion haben, die nicht in ausreichender Menge produzierten Hormone T3 und T4 zu ersetzen. Unter diesen haben wir das am häufigsten verwendete, nämlich Levothyroxin. Die Nebenwirkungen, die es hervorrufen kann, ähneln den Symptomen einer Hyperthyreose (Hitzewallungen, Herzklopfen, Schlaflosigkeit, Nervosität).

**Medikamente gegen Schilddrüsenüberfunktion**: Bei Schilddrüsenüberfunktion produziert die Schilddrüse die Hormone T3 und T4 im Überschuss und übertreibt damit ihre physiologischen Wirkungen, die zu störenden Symptomen für den Patienten werden. In dieser Situation sind die Medikamente dafür verantwortlich, die Bildung von Schilddrüsenhormon zu blockieren. Beispiele für diese Medikamente sind: Methimazol, Propylthiouracil, Jodid.

## Bestrahlung mit Radiojod

Diese Therapie ist Teil der Nuklearmedizin und wird zur Bekämpfung der Hyperthyreose eingesetzt. Es geht um das

Schlucken einer kleinen Dosis dieser Substanz, die in die Blutbahn aufgenommen wird und Schilddrüsenzellen zerstört. Es ist auch sehr effektiv bei der Bekämpfung von Schilddrüsenkrebs. Nebenwirkungen im Zusammenhang mit dieser Therapie sind Übelkeit, Erbrechen, Mundtrockenheit, Schwellung im Nacken, Schmerzen in den Speicheldrüsen und Geschmacksveränderungen.

## Kropf und Operation

In Gegenwart von Kropf ist eine Alternative eine Operation, bei der die Schilddrüse entfernt wird, die ganz oder teilweise sein kann. Es ist ein Eingriff, der in maximal vier Stunden durchgeführt wird und durch einen Einschnitt über dem Schlüsselbein erfolgt. In vielen Fällen wird ein Katheter platziert, um Blut und Flüssigkeiten abzulassen. Diese Operation wird bei übermäßig großem Kropf empfohlen, der Funktionen wie Atmung und Fütterung behindert.

Zu den Nebenwirkungen und Komplikationen, die sich aus einer Operation ergeben, zählen Infektionen oder Blutergüsse auf der Haut, langfristige Stimmveränderungen, Komplikationen der Atemwege aufgrund schlechter Praxis und niedrigerer Kalziumwerte im Blut.

## Management nach der Operation, Radiojod und Krebs

Nach der Operation basiert die häusliche Pflege auf der richtigen Wundhygiene und der richtigen Ernährung. Sie müssen drei Mahlzeiten pro Tag zubereiten, die auf weichen Lebensmitteln basieren, und es ist wichtig, gut mit Feuchtigkeit versorgt zu sein.

Sobald radioaktives Jod angewendet wurde, basieren die folgenden Vorsichtsmaßnahmen darauf, dass keine Jodstrahlung auf andere Personen übertragen wird. Das erste, was Sie beachten sollten, ist, keinen Kontakt mit kleinen Kindern oder schwangeren Frauen zu haben. Es ist ideal, ein separates Badezimmer zu haben, oder wenn es nicht möglich ist, muss die Kette nach jeder Benutzung der Toilette zweimal geworfen werden. Es ist ratsam, Einwegbesteck zu verwenden oder nur für den Patienten Besteck zu haben, das separat von dem anderer gewaschen werden sollte. Sie warnen vor Kontakten, die über eine kurze Begrüßung hinausgehen. Schließlich ist es ratsam, viel Wasser zu trinke.

In Bezug auf das Leben nach Schilddrüsenkrebs kann man sagen, dass es notwendig ist, sehr aufmerksam auf das Auftreten von Symptomen zu achten, wenn die Behandlung abgeschlossen ist, da dies dem Arzt in den nachfolgenden Konsultationen am Ende des Prozesses mitgeteilt werden sollte. Nahrung und Bewegung werden vom behandelnden Arzt in Dosen und Typen empfohlen, die gemäß den jeweiligen Indikationen genauestens befolgt werden sollten.

# Kapitel 7

## Körperliche Aktivität

**Ruhe oder körperliche Bewegung**

Obwohl Schilddrüsenprobleme mit lebenslangen Medikamenten gelöst werden, hat sich gezeigt, dass regelmäßige körperliche Betätigung sehr positive Auswirkungen auf Menschen mit Hypothyreose hat. Was passiert ist, dass die regelmäßige Ausübung von körperlicher Bewegung die Niveaus von T3 und T4 erhöht.

Die Momente, in denen ein Schilddrüsenproblem zur Ruhe führt, sind nach einer Schilddrüsenoperation. Diese Ruhezeit muss drei Wochen aufrechterhalten werden. Ohne diese Stille kann sich die Erholung unnötig verlängern oder Rückschläge erleiden.

**Komplikationen und Begleiterkrankungen**

Die mit dem Training verbundenen Probleme bei dieser Krankheit hängen mit Übergewicht, Müdigkeit, spröden Knochen und Herzproblemen zusammen. Wenn die Übung nicht kontrolliert wird, sind wir daher ausgesetzt:

- Ersticken
- Hyperventilation Schwindel
- Gelenkschäden
- Frakturen

## Vorteile der kombinierten Routinen von Cardio, Ausdauer, Elastizität und Flexibilität

Wenn wir über körperliche Betätigung sprechen, beziehen wir uns nicht nur auf Gewichtheben oder das Gehen auf dem Laufband. Gut verstandene körperliche Betätigung sollte ganzheitlich betrachtet werden. Deshalb ist die Routine genau das, wovor wir uns entziehen müssen, wenn wir nach wahren Vorteilen suchen.

Es ist üblich, sich an einen Ausbilder zu gewöhnen, und noch viel schlimmer an eine Klasse, die dieser Fachmann unterrichtet. Auf lange Sicht nimmt jedoch das Üben eines einzelnen Übungsmodus die Effektivität dessen ab, was wir tun.

Die erste Empfehlung, der Sie folgen sollten, ist, so viele Klassen wie möglich zu besuchen. Auf der anderen Seite können wir durch die Kombination von Cardio, Widerstand, Elastizität und Flexibilität Fett verbrennen, die Muskeln straffen und den größtmöglichen Bewegungsspielraum erzielen. Deshalb werden wir unsere Gelenke schützen und die Übung jeden Tag effektiver machen

# Kapitel 8

## Diätetische Maßnahmen

Je nachdem, ob wir von Schluckauf oder Schilddrüsenüberfunktion betroffen sind, müssen bestimmte Ernährungsmaßnahmen getroffen werden.

## Diätetische Maßnahmen zur Schilddrüsenunterfunktion

In diesem Fall vermeiden Sie:

- **Energieriegel**
- **Zucker**
- **Raffinierte Kohlenhydrate**
- **Sojaprodukte**
- **Koffein**
- **Gentechnisch veränderte Lebensmittel**
- **Gluten**

Was zum Verschlucken empfohlen wird, ist:

- **Gemüse ohne Stärke**
- **Gesunde Fette (ungesättigt und mehrfach ungesättigt)**
- **Proteine**
- **Vitamine und Mineralien**

## Diätetische Maßnahmen zur Schilddrüsenüberfunktion

Sie sollten vermieden werden:
- **Algen**
- **Transgene Fette**
- **Milchprodukte**
- **Soja**
- **Mais**
- **Chemische Zusätze**
- **Koffein**
- **Zucker**
- **Raffinierte Kohlenhydrate**

Es wird empfohlen zu essen:

- **Mandeln**
- **Rüben**
- **Petersilie**
- **Leinsamen**
- **Melissentee**
- **Ajugagras**

## Jodreiche Diät

Um Kropfbildung vorzubeugen, ist es wichtig, sich jodreich zu ernähren. Die Lebensmittel, die Sie in diesem Fall einschließen sollten, sind:

- **Kabeljau**
- **Heidelbeeren**
- **Makrele**
- **Thunfisch**
- **Muscheln**
- **Bohnen**

- Garnelen
- Garnelen
- Erdbeeren
- Kartoffeln
- Käse
- Lachs
- Cashewnüsse
- Brokkoli
- Austern
- Haferflocken

## Jodarme Diät

Wenn sich in Ihrem Körper ein Jodüberschuss befindet, wird eine Diät empfohlen, die dem entgegenwirkt. Daher sollten Sie die oben aufgeführten Lebensmittel meiden. Dies ist jedoch alles, was Sie erlaubt haben:

- Eiweiß
- Flussfisch
- Gewürze: Zimt, Oregano, Pfeffer
- Kartoffeln
- Äpfel
- Brombeeren
- Ananas
- Hülsenfrüchte
- Vollkornprodukte
- Wurzelgemüse
- Gemüse
- Hausgemachtes Brot

## Normale Joddiät

Wenn es keine medizinische Indikation gibt, um den Jodverbrauch zu erhöhen oder zu verringern, sind die empfohlenen Tagesmengen:

- Bis 14 Jahre: 90 Mikrogramm pro Tag
- Ab 15 Jahren: 150 Mikrogramm pro Tag

## Gluten-Unverträglichkeit

Sie können Zöliakie sein, was durch eine Blutuntersuchung überprüft wird, oder Sie können eine Glutenunverträglichkeit haben. Dieser letzte Zustand manifestiert sich bei Kindern mit Erbrechen und Durchfall, aber bei Erwachsenen verschwimmen die Symptome und es ist nichts klar. Es gibt keine Möglichkeit, genau zu erkennen, dass eine Person eine Glutenunverträglichkeit aufweist.

Da die einzige Möglichkeit, die Symptome dieser chronischen Erkrankung zu vermeiden, darin besteht, kein Gluten zu sich zu nehmen, ist es zweckmäßig, wenn Verdauungsprobleme auftreten, die jedoch minimal sind, dieses Protein aus der Nahrung zu streichen.

Die einzigen Zutaten, die es enthalten und daher vermieden werden sollten, sind:

- **Weizen**
- **Haferflocken**
- **Gerste**
- **Roggen**

Hypothyreose ist eine Erkrankung, die eng mit dieser Erkrankung zusammenhängt.

## Laktoseintoleranz

Voraussetzung ist, dass der in der Milch enthaltene Zucker (Laktose) nicht verdaut werden kann. Es ist eine Krankheit, die keinen Schaden verursacht, aber sehr ärgerliche Symptome aufweist, darunter Gase, Koliken, Durchfall, Übelkeit und Bauchschwellung.

Jeder Mensch lebt auf andere Weise, so dass die Einschränkung von Lebensmitteln mit Laktose ganz oder teilweise sein kann. Wie auch immer, wir sollten wissen, dass das, was nicht gegessen oder zumindest eingeschränkt werden sollte, Milchprodukte sind. Was passiert ist, dass dieser Schnitt in der Ernährung die Person braucht, um Kalzium und Vitamin D aus anderen Nahrungsmitteln aufzunehmen. Darunter empfehlen wir:

- Zitrusfrüchte
- Muttern
- Omelett
- Banane
- Tomaten
- Salat
- Möhre
- Olivenöl
- Birnen
- Ananas
- Vollkornbrot
- Vollkornbrot
- Stau
- Spinat
- Lachs
- Chiasamen

- Joghurt ohne Laktose
- Müsli
- Erdnussbutter
- Äpfel

## Die am häufigsten empfohlenen Vorbereitungen

Die am meisten empfohlenen Zubereitungen sind solche, die die Eigenschaften und Nährstoffe des Lebensmittels intakt halten. Daher sollten folgende Empfehlungen berücksichtigt werden:

- Drücken Sie die Zitrusfrüchte gleichzeitig aus
- Mahlen Sie die Samen zum Zeitpunkt des Verzehrs
- Dampfgaren
- Wenn es kocht, versuchen Sie, kein Wasser zu werfen, aber es wird absorbiert
- Gebackene Lebensmittel nicht verkocht
- Gegrilltes brennt nicht
- Gekochtes Gemüse: Menschen mit Schilddrüsenunterfunktion sollten kein rohes Gemüse essen, da sie eine giftige Substanz abgeben, die die Jodaufnahme verhindert
- Fermentiertes Gemüse: Zubereitungen wie Sauerkraut können von Menschen mit Schilddrüsenunterfunktion eingenommen werden, da Gemüse beim Fermentieren den giftigen Bestandteil beseitigt, der die Aufnahme von Jod verhindert

## Menü Beispiele
Dieses Menübeispiel ist für eine Person mit Hypothyreose.

**Frühstück**

- 1 Tasse Joghurt
- ½ Tasse Müsli
- 3 Erdbeeren

**Mittagessen**

- 1 Quesadilla aus verschiedenen Käsesorten (einschließlich Cheddar), Karotten und Brokkoli
- 1 Tasse Kakaomousse

**Snack**

- 1 Scheibe Bananenvollkornbrot
- 1 Tasse trinkbarer Joghurt

**Abendessen**

- Pilz-Käse-Omelett
- ½ Portion Muscheln

## Attraktive und gesunde kulinarische Rezepte

**Mango-Spinat-Salat**

- 1 gebundener Spinat
- Rucola Blätter
- 1 Griff
- Olivenöl
- 10 Muttern

Spinat gut waschen und abtropfen lassen. Die Mittelrippe entfernen und in Streifen schneiden. Die gewürfelte Mango, die grob gehackten Walnüsse und die Rucola-Blätter dazugeben und mit etwas Olivenöl baden.

**Gurken-Avocado-Gazpacho**

- 2 Gurken
- 1 Avocado
- 1 Esslöffel Leinsamen
- ½ Liter Wasser

Die Früchte schälen und in Stücke schneiden. Mit den restlichen Zutaten in den Mixer geben. Mischen, bis eine glatte Paste entsteht. Sie können es mit Petersilie, Basilikum oder gehackten Nüssen obenauf servieren.

# Kapitel 9

## Vitamine und Mineralien

Die Schilddrüse kann aus mehreren Gründen versagen. Es gibt also nichts, was hundertprozentig garantiert, dass es optimal funktioniert. Es gibt jedoch bestimmte Nährstoffe, die fehlen oder knapp sind und die die Leistung beeinträchtigen. Daher ist es wahrscheinlicher, dass sie versagen. Diese Nährstoffe sind:

**Jod**

Wenn die aufgenommene Jodmenge nicht ausreicht, kann die Schilddrüse keine Hormone produzieren, für deren Produktion sie vorhanden ist. Wir können es in Meeresfrüchten, Milchprodukten, Seefisch, Obst und Gemüse finden.

**Zink**

Wenn dieses Mineral fehlt, kann T3, ein Hormon, das die Schilddrüse produziert, die DNA nicht erreichen. Auf der anderen Seite hilft dieses Mineral das reibungslose Funktionieren der Prostata, der Fortpflanzungsorgane, der Leber und der Heilung. Wir finden es in Pekannüssen, in Algen, in dunkler Schokolade, in Austern, in Kürbiskernen, in Eiern und in Hülsenfrüchten.

**Selen**

Dieses Mineral erfüllt die Funktion, T4 in T3 umzuwandeln, das aktive Schilddrüsenhormon selbst. Das Hauptproblem bei diesem Mineral ist, dass es, da es aus Nahrungsmitteln stammt und viele Länder es nicht als Teil ihres Bodens haben, unbedingt als Kapselergänzung eingenommen werden muss. Die

Nahrungsmittel, die es haben, solange der Boden des Landes es besitzt, sind Paranüsse, Knoblauch, Eier, blauer Fisch, Schalentiere, Sonnenblumen- und Senfkörner, Vollkornbrot und brauner Reis.

**Eisen**

Es muss vorhanden sein, damit die Schilddrüse Hormone synthetisiert. Wir finden Eisen in Hülsenfrüchten, daher ist es sehr wichtig, das Wasser nach dem Kochen nicht zu belasten Daher ist es erforderlich, die zum Kochen erforderliche Wassermenge zu verwenden, jedoch nicht mehr, je nach Menge der Hülsenfrüchte. Dies liegt daran, dass der größte Teil des Eisens in dem Wasser verbleibt, in dem sie gekocht werden. Andere Lebensmittel mit Eisen sind Milch mit Eisen, Schalentieren und Spinat
.

**Vitamin A**

Es ist die Brücke zwischen Schilddrüsenhormon und zellulärer DNA, wo genau das Hormon wirkt und seine volle Wirkung entfaltet. Ohne Vitamin A, egal wie viel die Schilddrüse tut, werden die Zellen es nie herausfinden. Wir finden es im Eigelb, in den Süßkartoffeln, in den Aprikosen, im Pfirsich, in der Melone, im Kürbis, in der Mango und in der Papaya.

# Kapitel 10

## Heilpflanzen

### Nützliche Heilpflanzen

Es gibt bestimmte Pflanzen, die bei Schilddrüsenproblemen von Vorteil sind. Es ist immer gut, sie zur Hand zu haben, um uns einen Tee zu machen oder sie so zu verzehren, wie wir es bevorzugen.

### Pflanzen zur Stabilisierung der Abwehrkräfte

- **Echinacea**: Stärkt das Immunsystem und schützt Sie vor Viren und Bakterien. Es lindert auch Schmerzen und tötet Infektionen.

- **Astragalus Chinese**: sorgt für Gleichgewicht im Nervensystem, stärkt die Abwehrkräfte, fördert gute Laune und stellt die Vitalität wieder her.

- **Ingwer**: Er hat ausgezeichnete Verdauungskräfte, ist entzündungshemmend, antiseptisch und stärkt das Immunsystem.

- **Kurkuma**: Es ist ein Antioxidans, das die Wirkung der freien Radikale auf den Zellschutz umkehrt, gegen Krebs wirkt und das Immunsystem stärkt.

## Pflanzen, die Jod regulieren

- **Nachtkerzenöl**: kehrt Haarausfall um und reguliert Jod.
- **Brennnessel**: Durch einen hohen Jodgehalt ist es hilfreich, sie bereitzustellen, wenn sie fehlt.
- **Süßholz**: Zusätzlich zur Jodregulierung stimuliert es die Produktion von T4 und T3
- **Leinsamen**: Hält den Jodspiegel stabil und sorgt dafür, dass die Schilddrüse so funktioniert, wie sie sollte.

## Schadpflanzen

Nicht alles in der Natur ist Gesundheit und Wohlbefinden. Bestimmte Pflanzen können sogar töten. Heute konzentrieren wir uns auf diejenigen, die die Absorption von Jod (Goitrogene) und Karzinogenen beeinträchtigen.

## Goitrogene Pflanzen

Goitrogene Pflanzen verhindern die Aufnahme von Jod. Unabhängig davon, wie viel es konsumiert wird, setzen sie eine Substanz frei, die als Barriere zwischen Jod und Organismus fungiert. Sie sind sehr schädlich für Menschen mit Hypothyreose.

Die Pflanzen, die diese Eigenschaft haben, sind Kohl und Maniok.

## Krebserregende Pflanzen

- **Crotonflavens-Tee (Euphorbiaceae)**

Es wurde festgestellt, dass die Eingeborenen von Curacao, die normalerweise diesen Tee trinken, eine um 11% höhere Rate an Speiseröhrenkrebs haben als der Rest der Welt.

# Kapitel 11

## Natürliche Ergänzungsmittel

Einige der natürlichen Nahrungsergänzungsmittel, die von Unternehmen wie Life vertrieben werden, um den Auswirkungen einer schlecht funktionierenden Schilddrüse entgegenzuwirken, sind:

**Ganzheitlich**: Fördert das reibungslose Funktionieren der Schilddrüse durch Regulierung des Jodspiegels. Es ist sehr förderlich für den Kreislauf.

**Vita Source Labs**: Sein Hauptbestandteil ist Selen, das die Produktion von Selenoprotein anregt, einem Nährstoff, den Zellen für eine ordnungsgemäße Funktion benötigen.

**Nebennierenarbeit**: senkt die Angst und hilft, Stress zu kontrollieren. Stellt das ordnungsgemäße Funktionieren der Nebennieren wieder her und stellt verlorene Energie wieder her.

**Body Thyroid Support**: Enthält Magnesium und Cayennepfeffer, beschleunigt und reguliert den Stoffwechsel. Es ist sehr nützlich bei der Gewichtsabnahme.

**Pure Encapsulations**: Stellt die Zellfunktion dank des Beitrags von Vitaminen und Mineralien wieder her, die für eine optimale Funktion erforderlich sind.

**Jetzt Schilddrüsenenergie**: Liefert Jod und Tyrosin und fördert so die korrekte Synthese der Schilddrüse. Andererseits enthält es

Zink, Kupfer und Selen, Mineralien, die die Schilddrüsenfunktion unterstützen.

# Kapitel 12

## Alternative Therapien

Alternative Techniken sind eine Reihe von Methoden, die sich auf die Bekämpfung von
Krankheiten und Beschwerden konzentrieren, indem bestimmte Punkte im Körper aktiviert
werden. Vermeiden Sie den Weg der traditionellen Medizin, da diese als invasiv und voller
Nebenwirkungen gilt, von denen Sie glauben, dass sie vermieden werden können.

## Stressbewältigung

- **Steigern Sie das soziale Leben**: Je mehr Freunde wir haben, desto mehr Sozialisationsinstanzen gibt es. Sie trainieren mit ihnen den Abbau von Stress, zum großen Teil, weil wir für eine Weile aufhören, über unsere Probleme nachzudenken.

- **Erhöhen Sie die gute Laune**: Wir alle haben etwas, das uns zum Lachen bringt. Wir müssen nur diese Elemente in unser Leben einladen und damit beginnen, das Kind hineinzuführen.

- **Sport oder körperliche Aktivität**: Sport erhöht immer den Mehrwert der durch den Wettbewerb hervorgerufenen Motivation. Sie können jedoch jede körperliche Aktivität wählen, die Konzentration und Ausdauer erfordert, wie z. B. Yoga, Tanz oder sogar Gymnastik.

## Vermeiden Sie das Fasten

Während das Fasten eine empfohlene Methode ist, um den Körper zu reinigen und zu entgiften, hat es so viele Nebenwirkungen, dass es schlimmer ist als der Schaden, den es von uns nimmt. Bei Hyperthyreose ist das Fasten besonders kontraindiziert. Unter den möglichen Nebenwirkungen sind die folgenden:

- Muskelkrämpfe
- Akute Rückenschmerzen
- Flüssigkeitsretention
- Hypoglykämie
- Kopfschmerzen und Migräne
- Schlafstörung
- Elektrolytdekontrolle

## Therapien gegen Traurigkeit

- **Erlaube dir, traurig zu sein**
- **Sprechen Sie über Ihre Gefühle**
- **Beseitigen Sie die Arbeitsüberlastung**
- **Suche nach einem neuen Hobby**
- **Treffen Sie sich mit alten Hobbys**
- **Resilienz üben** (schwierige und traumatische Situationen überwinden)

# Thema IV

# Syndrom

# Polyzystische Eierstöcke

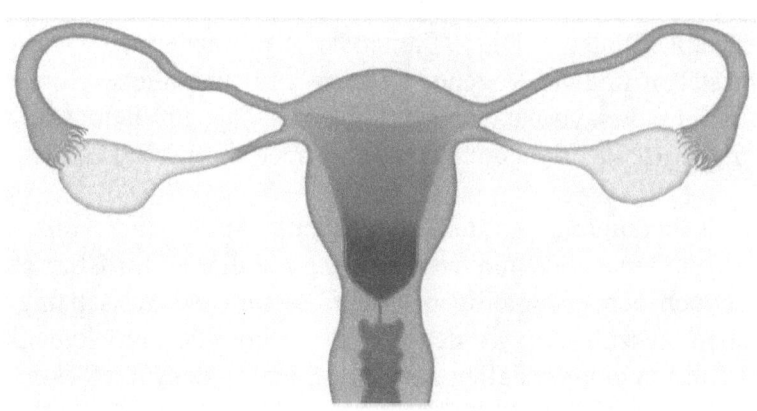

# Kapitel 1

## Konzept

Das polyzystische Ovarialsyndrom (PCOS) ist eine ziemlich häufige hormonelle Störung bei Frauen im gebärfähigen Alter. Aufgrund des Vorhandenseins einer hohen Rate an Androgenen, männlichen Hormonen, können die Eierstöcke keine reifen Eierstöcke erfolgreich freisetzen. Dies bewirkt, dass die reife Eizelle in einer Flüssigkeitskugel innerhalb des Eierstocks eingekapselt wird, obwohl dies nicht immer auf diese Weise geschieht.

Wenn wir über männliche Hormone bei einer Frau sprechen, fragen wir uns vielleicht, ob dies etwas Abnormales ist, aber es ist überhaupt nicht. Die Eierstöcke produzieren Östrogen, Progesteron und Androgene. Letztere sind männliche Hormone, die bei Frauen vorhanden sein müssen. Das Problem tritt auf, wenn die Menge, die getrennt wird, größer als ausreichend ist.

Die Nebennieren produzieren auch Androgene, die den Menstruationszyklus und den Eisprung regulieren. Ihr Überschuss hat jedoch den gegenteiligen Effekt: Anstatt die Freisetzung der Eizellen auszulösen, werden sie im Eierstock zurückgehalten. Dies führt in einigen Fällen zur Vergrößerung der Eierstöcke.

Glücklicherweise werden polyzystische Eierstöcke durch eine Reihe von ärgerlichen Symptomen bemerkt, die eine angemessene Erkennung des Syndroms ermöglichen, damit wir es richtig behandeln können.

Wir müssen bedenken, dass das Auftreten eines oder mehrerer seiner Symptome kein eindeutiges Zeichen für diese Krankheit ist, sondern eine körperliche Untersuchung durch einen Gynäkologen oder einen Endokrinologen, die dessen Vorhandensein vorschreibt.

# Kapitel 2

# Häufigste Ursachen

Unter den häufigsten Ursachen für die Entwicklung von polyzystischen Eierstöcken, erblich, im Zusammenhang mit Lebensgewohnheiten und endokrinen.

## Veverbung

Es wurde festgestellt, dass die Töchter von Patienten mit dieser Krankheit sehr wahrscheinlich daran leiden. Das gleiche passiert, wenn es im Allgemeinen eine Familiengeschichte gibt.

## Lebensgewohnheiten

Bewegungsmangel ist eine der Ursachen für dieses Syndrom. Sobald Sie anfangen zu trainieren und Gewicht zu verlieren, ist die Krankheit viel einfacher zu kontrollieren. Ebenso kann eine Diät, die mit schädlichen Nahrungsmitteln wie Zucker und gesättigten Fetten beladen ist, Krankheiten verursachen.

## Endokrine Ursachen

Es gibt eine offene Debatte darüber, ob es sich um polyzystische Eierstock- oder endokrine Probleme handelt. Wie auch immer, einer von ihnen warnt uns möglicherweise vor dem Vorhandensein des anderen. Es ist daher sehr wichtig zu bedenken, dass, wenn wir an einer dieser Krankheiten leiden, die andere möglicherweise hinter den Symptomen der ersten verborgen ist. Die häufigsten endokrinen Ursachen sind:

**Hyperprolaktinämie**: Prolaktin ist ein in der Adenohypophyse gebildetes Hormon, das die Brustentwicklung und die Milchproduktion reguliert. Sein Anstieg über die normalen Werte kann mit Menstruationsstörungen und dem Syndrom der polyzystischen Eierstöcke zusammenhängen.

**Hypothyreose**: Die Schilddrüse produziert nicht genug T4-Hormon. Sie verlieren also die Konzentration, sind kälteempfindlicher und jede körperliche Aktivität führt unter anderem zu Müdigkeit.

**Morbus Cushing**: ist das Überwachsen der Hypophyse, einer Drüse an der Basis des Gehirns. Vor diesem Hintergrund beginnt die Drüse, einen Überschuss des Hormons Adrenocorticotropin abzuscheiden.

**Gigantismus oder Akromegalie**: Dies sind Krankheiten, die ein übermäßiges Wachstum der Gliedmaßen verursachen. Gigantismus tritt auf, bevor die Epiphyse geschlossen wird, während die Krankheit, die bei übermäßigem Wachstum auftritt, Akromegalie ist, wenn sie einmal geschlossen ist.

**Insulinresistenz**: Wenn Insulin normal produziert wird, der Körper es jedoch nicht richtig nutzen kann, ist der Blutzuckerspiegel immer hoch.

# Kapitel 3

## Häufige Symptome

Während sie nervig und unangenehm sind, helfen uns die Symptome zu erkennen, dass etwas Merkwürdiges mit unserem Körper passiert. Das Auftreten eines dieser Symptome weist nicht unbedingt auf ein polyzystisches Ovarialsyndrom hin. Wenn jedoch mehrere vorliegen und kein offensichtlicher Grund vorliegt, ist es ratsam, zum Arzt zu gehen, um eine Diagnose zu erhalten. Die häufigsten Symptome von polyzystischen Eierstöcken sind:

**Gewichtszunahme**: Wenn Sie an polyzystischen Eierstöcken leiden, nimmt das Gewicht häufig zu, obwohl Sie die Ernährung nicht geändert haben, und es ist sehr schwierig, ein paar Gramm abzunehmen.
**Akne**: Das plötzliche Auftreten von Akne, insbesondere im Erwachsenenalter, kann ein Indikator für die Krankheit sein. Im Jugendalter kann es zu einer Verschlechterung des Akne-Zustands kommen.
**Oligomenorrho**e: ist, wenn die Regelblutung selten auftritt.
**Hirtutismus**: tritt auf, wenn das Haar im Gesicht und am Körper wächst, insbesondere im Rückenbereich, um die Brustwarze und in der Brust. In der Pubertät ist es normal, dass diese Art von Haar auftritt, wenn es ein Merkmal ist, das die Frau während ihres gesamten Lebens begleitet. Wenn es sich jedoch um übermäßiges Haar handelt oder wenn es im Erwachsenenalter auftritt, kann dies auf dieses Problem hinweisen.
**Haarausfall**: Das Haar fällt in viel größeren Mengen als gewöhnlich aus.

# Kapitel 4

## Zugehörige Bedingungen

Zusammen mit dem polyzystischen Ovarialsyndrom tritt eine Reihe von Pathologien auf, die stark mit ihrem Zustand zusammenhängen. Unter diesen sind die häufigsten:

**Fettleibigkeit im Bauchraum**: Während sich das Fettgewebe im Bauchraum ansammelt, steigt das Risiko für Herz-Kreislauf-Erkrankungen. PCOS macht den Verlust dieses Fettes extrem schwer zu erreichen.

**Metabolisches Syndrom**: Diese Pathologie führt dazu, dass sich Fett im Bereich von Brust, Bauch, Rücken und Hüfte ansammelt. Die Beziehung zu PCOS beruht darauf, dass es zu einer Insulinresistenz und folglich zu einer Erhöhung der Insulinproduktion führt, um die Tatsache auszugleichen, dass der Körper das Vorhandene nicht nutzen kann. Daher sammelt sich Blutzucker an und das erhöht das Vorhandensein von Fettgewebe.

**Fibrocystic Brustzustand**: Es wird angenommen, dass eine Änderung in der Produktion von Östrogen und Progesteron, Sexualhormonen, zu diesem Zustand führen kann. Es ist zwar ärgerlich und schmerzhaft, aber es ist nicht die Ursache für eine andere Pathologie oder Krankheit. Es manifestiert sich durch Knötchen, Zysten und sogar durch das Vorhandensein von Abszessen.

# Kapitel 5

## Langzeitfolgen

Über die momentanen Folgen hinaus ist das polyzystische Ovarialsyndrom mit bestimmten Pathologien verbunden, die in unserem Körper auftreten und unbestimmt bleiben. Am häufigsten sind:

**Anovulatorische Unfruchtbarkeit**: Frauen mit polyzystischen Ovarien leiden normalerweise an Unfruchtbarkeit der Gruppe 2, die mit dem Versagen des Hypothalamus zusammenhängt. Ein natürlicher Weg, um der Unfruchtbarkeit durch polyzystische Eierstöcke zu entgehen, besteht darin, den Verzehr von gesättigten tierischen Fetten zu eliminieren und den Verzehr von Obst und Gemüse zu steigern.

**Diabetes**: Dies ist auf die durch PCOS verursachte Insulinresistenz zurückzuführen, die den fast endgültigen Auftakt für Diabetes darstellt. Der Verzehr von Leinsamen wird empfohlen, um den Auswirkungen von polyzystischen Eierstöcken entgegenzuwirken, da dieser Bestandteil das Vorhandensein von Androgenen vermindert und die Fusion zwischen Testosteron und Globulin unterstützt, die den Körper vor den Auswirkungen dieser Krankheit schützt.

**Ischämische Herzkrankheit**: Eine unbeaufsichtigte oder schlecht behandelte PCOS auf physiologischer Ebene erhöht die Wahrscheinlichkeit von Herz-Kreislauf-Erkrankungen, da das Vorhandensein von Lipiden im Blut gestört ist. Diese Art der koronaren Herzkrankheit ist durch Arteriosklerose in den mit dem Herzen verbundenen Arterien gekennzeichnet. Diese Krankheit kann zu einem Myokardinfarkt führen. Der Verzehr von Obst und Gemüse, die Reduzierung von Alkohol und körperliche

Betätigung sind die besten Möglichkeiten, um ischämischen Herzerkrankungen vorzubeugen und sie umzukehren.

**Gebärmutterkrebs**: Frauen, die an PCOS leiden, haben ein höheres Risiko, an dieser Art von Krebs zu erkranken. Es gibt viele Arten von Gebärmutterkrebs, die häufigsten bei diesen Patienten sind Gebärmutterschleimhautkrebs.

**Gluten-Unverträglichkeit**: In diesem Fall ist es empfehlenswert, auf die Gluten-Unverträglichkeit sehr aufmerksam zu sein, da eine kleine Manifestation des Körpers gegen diesen Nährstoff darauf hindeuten könnte, dass er ihn ablehnt, und ein anhaltender Verzehr dazu führen könnte, dass wir an Eierstöcken leiden polyzystisch.

# Kapitel 6

# Behandlungen

## Arzneimittel zur Bekämpfung von PCOS

Bei der Behandlung von PCOS richten sich die Maßnahmen nach dem Befinden der Patientin und ihren Wünschen hinsichtlich ihrer Fruchtbarkeit. In der Regel werden nicht-pharmakologische Maßnahmen wie Diät und Bewegung kombiniert mit Medikamenten, die auf die verschiedenen Ursachen von PCOS einwirken. Hormonelle Kontrazeptiva und Insulinresistenzmedikamente können verwendet werden.

Der erste Schritt der Behandlung wird ein Zeitraum von 3 bis 6 Monaten unter einer Diät sein, kombiniert mit Aerobic-Übungen, um Gewicht zu verlieren. Dann werden in einer zweiten Stufe die Medikamente eingeführt. Insulinsensibilisierende Medikamente wie **Metformin** werden eingesetzt, die durch ihren Wirkmechanismus die hormonellen und metabolischen Veränderungen von PCOS verbessern.

**Hormonelle Kontrazeptiva** sind Östrogen- und Gestagenpräparate, die die hormonellen Veränderungen des weiblichen Zyklus bei PCOS regulieren sollen, wobei in der Regel antiandrogen wirkende Kontrazeptiva eingesetzt werden, dh sie blockieren die Wirkung von maskulinisierenden Hormonen, die bei PCOS erhöht sind. Dies verbessert Symptome wie Hirsutismus und überschüssiges Haar. Einige dieser Medikamente sind: Cyproteronacetat, Chlormadinonacetat, Dinogest, Drospirenon.

Für Frauen mit reproduktivem Verlangen kann ein Medikament namens **Clomifen**, dessen Funktion darin besteht, den Eisprung zu stimulieren, allein oder in Kombination mit Metformin angewendet werden. Diese Patienten benötigen möglicherweise auch eine spezielle Befruchtungsberatung.

Einige Nebenwirkungen des Medikaments sind: Veränderungen des Menstruationszyklus und des Stoffwechsels, gastrointestinale Symptome wie Übelkeit, Erbrechen, Durchfall, Hypotonie und Schwindel.

## Geringe Düngung und hohe Technologie

In-vitro-Fertilisation ist eine Alternative für Unfruchtbarkeit aufgrund von PCOS. Die verwendeten Eier können von derselben Frau stammen, die Mutter oder Spenderin sein wird. Gleiches gilt für Sperma. Eine andere Möglichkeit ist die Leihmutter, die den Mutterleib für eine Schwangerschaft ausleiht.

Die Komplikation, die bei einer assistierten Befruchtung auftreten kann, ist eine Mehrlingsschwangerschaft. Es kann aber auch verhindert werden, indem der zukünftigen Mutter eine geringere Menge Embryonen zugeführt wird..

## Ovarialchirurgie

Es gibt zwei Arten von präventiven Operationen an Eierstöcken. Eine davon ist die Laparoskopie und die andere ist die Bauchspiegelung. Die laparoskopische Operation wird unter örtlicher Betäubung durchgeführt, und die Eierstöcke werden durch einen Einschnitt im Nabel entfernt, der den Eintritt eines Schlauchs ermöglicht. Es dauert höchstens anderthalb Stunden. Die Bauchentfernung erfolgt unter Vollnarkose, der Bikini-Schnitt wird zur Durchführung durchgeführt und kann zwei Stunden dauern.

Die Vorteile, die diese Operationen bieten, sind die Beseitigung von Problemen im Zusammenhang mit polyzystischen Eierstöcken. Zu den Nachteilen zählen Infektionen, Blutungen, Darmverschluss, Narbenbildung und mögliche Verletzungen der inneren Organe. Natürlich ist lebenslange Unfruchtbarkeit die direkteste Folge.

# Kapitel 7

## Körperliche Aktivität

Die Bedeutung von körperlicher Bewegung bei Patienten mit polyzystischem Ovarialsyndrom besteht darin, dass neben der Kontrolle des Körpergewichts, das nach der Krankheit möglicherweise übermäßig zugenommen hat, regelmäßige körperliche Bewegung die Fortpflanzungsfunktion verbessert . Daher bricht es eine der mit dem Syndrom verbundenen Krankheiten ab.

## Vorteile der kombinierten Routinen von Cardio, Ausdauer, Elastizität und Flexibilität

Es wird empfohlen, dass Frauen, die an diesem Syndrom leiden, mindestens zweieinhalb Stunden wöchentlich Aerobic-Übungen machen. Die Intensität wird variieren, wenn der Körper mehr trainiert und seine Lungenkapazität in vollem Umfang entwickelt. Es wird empfohlen, dies so intensiv wie möglich zu tun.

Diese Zeit sollte in Sitzungen von mindestens dreißig Minuten und höchstens fünfundvierzig Minuten unterteilt werden.

Wassergymnastik ist besonders für diese Frauen sowie Zumba zu empfehlen, da sie die Stimmung verbessert.

Mindestens zweimal pro Woche sollte eine Gewichtsroutine durchgeführt werden, die alle Muskelgruppen abdeckt. Daher sollte eine Kot-Sitzung nicht weniger als eine Stunde dauern. Wenn Muskeln aufgebaut werden, werden dabei mehr Kalorien verbrannt und, interessanterweise, ruhen sie sich aus. Wenn Sie also zu Hause leise fernsehen und Muskeln aufgebaut haben, verbrennen Sie Kalorien.

Schließlich tragen Elastizität und Flexibilität dazu bei, dass Bodybuilding in den Tagen nach seiner Fertigstellung nicht schadet und die Bewegungsqualität verbessert. Dank dessen wird die Übung jeden Tag effektiver. Um dies zu ermöglichen, muss jeder Muskel, der trainiert wird, nach den Sitzungen mit Bodybuilding und Aerobic mindestens 20 Sekunden lang gedehnt werden (obwohl die Muskeln in dieser Hinsicht nicht auf eine bestimmte Art und Weise trainiert werden, sondern auf eine globale Art und Weise) Üben Sie auch körperliche Aktivitäten aus, die speziell darauf ausgelegt sind, Flexibilität zu erlangen, wie Ballett, Yoga, Pilates und Stretching.

# Kapitel 8

## Diätetische Maßnahmen

Gesunde Ernährung ist der Schlüssel, damit bestimmte mit PCOS verbundene Krankheiten nicht auftreten. Da dieses Syndrom dazu führt, dass der Blutzuckerspiegel hoch bleibt, kann dies zu Diabetes und Übergewicht führen. Durch die richtige Auswahl der Lebensmittel können jedoch beide Probleme vermieden werden.

Kohlenhydrate sind die Achse, um die alles zirkulieren muss. Wir können sie nicht loswerden, auch wenn wir wissen, dass sie für die Erhöhung des Blutzuckers verantwortlich sind. Deshalb müssen wir wissen, welche wir wählen sollen. Nicht alle Kohlenhydrate sind gleich, aber einige wirken sich stärker auf den Blutzuckeranstieg aus. Dann muss man lernen, richtig zu wählen. Die am besten geeigneten Kohlenhydrate für Frauen mit PCOS sind:

- **Frisches Obst**
- **Frisches Gemüse mit geringem Stärkegehalt**
- **ollkorngetreide**
- **Getreide mit hohem Fasergehalt** (mindestens 5 Gramm Ballaststoffe pro Portion)
- **Zuckerfreier Joghurt**

Im Gegenteil, die zu vermeiden sind:

- **Gemüse mit hohem Stärkegehalt**
- **Obstkonserven in Sirup**

- **Raffiniertes Getreide** (Weißmehl, weißer Reis)
- **Zuckerhaltige Lebensmittel** (Kekse, Kekse)

## Kalorienarme Diät

Angesichts der sich bietenden Möglichkeiten erscheint die hypokalorische Diät als eine Option, um unser Gewicht innerhalb der normalen Parameter zu halten. Um sich jedoch auf eine solche Diät einzulassen, müssen wir unseren Körper gut kennen.

Erstens muss die Definition einer hypokalorischen Diät so gefüttert werden, dass die täglich verbrauchten Kalorien geringer sind als die, die wir ausgeben. Es klingt einfach, ist es aber nicht. Um keine Mangelernährung zu verursachen, müssen wir zuerst herausfinden, wie viele Kalorien unser Körper zu Beginn verbraucht, das heißt, ohne etwas anderes zu tun, als am Leben zu bleiben. Dazu müssen wir diejenigen addieren, die wir entsprechend der von uns ausgeführten Übung ausgeben.

Anhand der Tatsache, dass die Ermittlung des Grundumsatzes von einer Reihe von Faktoren abhängt, wie z. B. der Größe, dem Alter und der Geschwindigkeit unseres Stoffwechsels, können wir feststellen, dass dies nicht einfach ist.

Ein Weg, dies zu tun, ist durch die Harris-Benedict-Gleichung:

**Mann**: 66.473 + (13.751 x Gewicht in Kilo) + (5.0033 x Größe in Zentimetern) - (6.7550 x Alter in Jahren)

**Frau**: 655,1 + (9,463 x Gewicht in Kilo) + (1,8 x Größe in Zentimetern) - (4,6756 x Alter in Jahren)

Denken Sie jedoch daran, dass Sie die Kosten für die von uns ausgeübte körperliche Aktivität hinzufügen müssen.

Eine Möglichkeit, den Rebound-Effekt dieser Diäten zu vermeiden, besteht darin, den Kalorienverbrauch nicht auf weniger als 300 der von uns ausgegebenen Kalorien zu senken.

Andererseits, wenn wir über den Rebound-Effekt sprechen müssen, sind wir nicht im richtigen Ernährungsplan. Aus diesem Grund ist es sehr zu bevorzugen, eine feste, gesunde Ernährung zu haben, anstatt Diäten einzugehen, die zu einer drastischen Gewichtsabnahme führen, die jedoch mit der Zeit nicht nachhaltig sind.

## Akne-Diät

Akne ist eine weitere Nebenwirkung von PCOS. Um dem entgegenzuwirken, müssen wir zuerst gesättigte Fette aus unserer Ernährung entfernen und sie durch Omega-3-Fette ersetzen. Beispielsweise sind sowohl Butter als auch Schokolade kontraindiziert. Stattdessen finden Sie hier eine Liste der empfohlenen Lebensmittel, um die Bildung von Granit zu verhindern:

- Thunfisch
- Lachs
- Chiasamen
- Muttern
- Grünes Blattgemüse
- Brokkoli
- Möhre
- Joghurt
- Wasser
- Avocado
- Knoblauch
- Kurkuma

## Diät für Hyperandrogenismus

Wenn wir an Hyperandrogenismus leiden, sollten wir den Testosteronspiegel senken, was durch die Ernährung stark beeinflusst werden kann. Die Nahrungsmittel, die uns in diesem Aspekt helfen, sind:

- Mandeln
- Muttern
- Leinsamenmehl
- Leinsamen
- Süßholz
- Pfefferminze
- Minze
- Thunfisch
- Lachs
- Hering
- Sardinen
- Makrele

## Was nach glykämischem Index zu essen

Da der Blutzucker ein ernstes Problem für Frauen mit PCOS darstellt, ist es am bequemsten, Lebensmittel mit einem niedrigen GI (glykämischer Index) zu wählen, dh, die den Blutzuckerspiegel nicht ansteigen lassen. Beispiele für diese Lebensmittel sind:

- **Hülsenfrüchte**
- **Stärkehaltiges Gemüse**
- **Vollkornbrot** (Gerste, Roggen, Vollkorn und Kleie)
- **Brauner Reis**
- **Instant weißer Langkornreis**

## Die am häufigsten empfohlenen Vorbereitungen

Die Art und Weise, wie wir Essen zubereiten, beeinflusst auch den glykämischen Index. Einige Empfehlungen sind:

- Rohes Trockenobst
- Früchte nicht ganz reif
- Essen Sie Früchte, anstatt nur ihren Saft zu trinken
- Essen Sie Ofenkartoffeln anstelle von Kartoffelpüree
- Wählen Sie Vollkornbrot gemahlen mit Stein anstatt nur Vollkornbrot
- Überkochen Sie das Essen nicht
- Nudeln al dente (nie bestanden)

Wenn wir Lebensmittel mit einem hohen glykämischen Index auswählen, müssen wir sie in einem Verhältnis von eins zu fünf mit anderen Lebensmitteln mit einem niedrigen glykämischen Index kombinieren.

## Menü Beispiele

Hier einige Beispiele zum Erstellen von Menüs für Frauen mit PCOS:

**Frühstück**: zwei Scheiben gemahlenes Vollkornbrot mit Erdnussbutter und einem Glas Kakaomilch

**Mittagessen**: Brunnenkresse-Ravioli mit frischer Tomatensauce und Dessertfrucht

**Snack**: zwei Reiscracker mit Heidelbeermarmelade ohne Zuckerzusatz und eine Tasse Magermilchjoghurt

**Abendessen**: brauner Reis mit Thunfisch und halben Paprika jeder Farbe. Hausgemachte Dessert Vanillecreme.

## Attraktive und gesunde kulinarische Rezepte

### Gratinierter Brokkoli mit Chedar-Käse und ei

**Zutaten**

- ½ Kilo Brokkolis
- ¼ Liter Bechamelsauce
- 2 hart gekochte Eier
- 200 g Chedar-Käse
- Cayennepfeffer
- Kurkuma

Zunächst wird der Brokkoli zehn Minuten gekocht. Abflüsse Bereiten Sie die hartgekochten Eier und die Bechamelsauce mit einem Esslöffel Maisstärke und einem Viertel Liter Milch zu. Den Brokkoli in eine Auflaufform geben, die in Scheiben geschnittenen Eier darauf legen, mit der Bechamelsauce bedecken und den geriebenen Cheddar-Käse darauf legen.

Bei 180 ° C in den vorgeheizten Backofen stellen, 15 Minuten kochen und weitere 5 Minuten gratinieren (den Boden des Ofens ausschalten), dann heiß servieren.

### Lachs-Walnuss-Salat

**Zutaten**

- 1 Scheibe Räucherlachs
- 1 geschälte Tomate
- Rucola Blätter

- Salatblätter
- 10 Muttern
- Olivenöl

Die Tomate ohne Verbrühung schälen, die Rucola-Blätter und den Salat in Streifen schneiden und die Nüsse halbieren. Alles in eine Schüssel geben und mit Olivenöl bestreuen.

Kalt oder natürlich servieren.

# Kapitel 9

## Vitamine und mineralem

Bestimmte essentielle Nährstoffe verhindern und heilen PCOS. Achten Sie darauf, sie in Ihre tägliche Ernährung aufzunehmen.

**Vitamine**

- Vitamin A
- Vitamin C
- Vitamin D
- Inosit (Vitamin B-Komplex)

**Mineralem**

- Chrom
- Zink

**Lebensmittel mit Vitamin A**

- Milchprodukte
- Eier
- Damaskus
- Mango
- Kohl
- Spinat
- Süßkartoffeln
- Brokkoli
- Möhre
- Hülsenfrüchte

- Fisch
- Meeresfrüchte

**Lebensmittel mit Vitamin C**

- Zitrusfrüchte
- Ananas
- Papaya
- Mango
- Melone
- Wassermelone
- Rote und grüne Paprikaschoten
- Cidrayote
- Tomaten
- Kartoffeln
- Süßkartoffeln

**Lebensmittel mit Vitamin D**

- Pilze
- Lachs
- Thunfisch
- Makrele
- Käse
- Eigelb

**Lebensmittel mit inosit**

- Bananen
- Getreide mit Kleie
- Brauner Reis
- Haferflocken
- Bohnen
- Zitrusfrüchte
- Weizenkeime
- Trauben und Pflaumen

**Chrome Essen**

- Zwiebel
- Bierhefe
- Vollkornprodukte
- Tomaten
- Früchte

**Zinknahrungsmittel**

- Eier
- Austern
- Muscheln
- Haselnüsse
- Mandeln
- Cashewnüsse
- Käse
- Haferflocken

# Kapitel 10

# Heilpflanzen

## Nützliche Heilpflanzen

En la naturaleza se encuentran los compuestos que ayudan a regular nuestro metabolismo y sistema endócrino. En el caso de los ovarios poliquísticos, necesitamos encontrar plantas que reduzcan la testosterona, que regularicen el ciclo menstrual, que potencien la fertilidad y que mejoren la resistencia a la insulina.

## Pflanzen zur Senkung des testosterons

- Minze
- Pfefferminze
- Salbei
- Ruda Cabruna
- Süßholz

## Pflanzen zur Regulierung der menstruation

- Ingwer
- Eisenkraut
- Kamille
- Salbei
- Rosmarin

## Pflanzen zur Verbesserung der fruchtbarkeit

- Brennnessel
- Löwenzahn
- Wilder Hafer
- Wild Yam
- Dong Quai
- Chasteberry
- grüner tee

## Pflanzen zur Verbesserung der insulinresistenz

- Passionsblume
- Kamille
- Orangenblüte
- Melisa
- Löwenzahn
- Artischocke
- Poleo
- Grüner Anis
- Maria Luisa

## Kapitel 11

## Natürliche Ergänzungsmittel

Unternehmen wie Life widmen ihr Leben der Erforschung, wie die besten natürlichen Nahrungsergänzungsmittel gewonnen und eingekapselt werden können, um mit den Symptomen polyzystischer Eierstöcke fertig zu werden. Die bekanntesten sind:

- **My Ova Myo-plus**: Durch das Vorhandensein von Myoinositol wird eine ausgeglichene Stimmung erreicht, der Blutzuckerspiegel wird positiv stabilisiert und der Menstruationszyklus reguliert. Im Gegenzug stellt es die richtige Hormondynamik wieder her und sorgt dafür, dass die Eierstöcke richtig funktionieren.

- **PCOS-Kapseln**: regulieren den Menstruationszyklus, reduzieren das Gesichts- und Körperhaar, wenn es aufgrund von Testosteronüberschuss übermäßig ist, und beugen Diabetes vor. Es besteht aus mehr als 10 essentiellen Vitaminen, um PCOS-Symptomen und Mineralien entgegenzuwirken, die dieselbe Funktion erfüllen. Nach sechs Wochen täglichem Verzehr ändert sich die Stimmung vollständig.

- **Soria Natural Melatonin**: Wie der Name schon sagt, wird dieses Supplement mit Melatonin hergestellt. Dies ist ein Hormon, das im Schlaf ausgeschüttet wird und den Eisprung reguliert. Die Aktion, die genau ausgeführt wird, besteht darin, den oxidativen Schaden in der Eizelle zu reparieren, den Progesteronspiegel zu verbessern und die Qualität der Rezeptoren zu verbessern.

- **Folsäure einfach ergänzen**: Dieser Nährstoff verhindert und verlangsamt die Oxidation der Eizellen, so dass es sehr vorteilhaft ist, die Fruchtbarkeit zu verbessern.

# Kapitel 12

## Alternative Therapien

In Abkehr von allem, was mit traditioneller Medizin zu tun hat, finden wir alternative Therapien zur Bekämpfung von Krankheiten und Beschwerden, die mit polyzystischen Eierstöcken verbunden sind.

## Bei akne

- **Phytotherapie**: Sie umfasst die Verwendung von Pflanzen und Kräutern zur Heilung und Vorbeugung von Gesundheitsstörungen.

- **Mesotherapie**: Sie besteht in der Anwendung subkutaner Mikrospritzen, die Vitamine, Mineralien und Aminosäuren enthalten, die die Ursachen von Akne bekämpfen.

- **Homöopathie**: Sie basiert auf der Lieferung von Dermokosmetika, Diäten oder Antibiotika, die in der homöopathischen Praxis zur Bekämpfung der verschiedenen Ursachen von Akne hergestellt werden.

## Für Hirsutismus

- **Kräuter**: Sie müssen für jeden viertel Liter Wasser einen Tee mit einem Teelöffel Kraut zubereiten. Die angegebenen Kräuter sind: Traubensilberkerze, Sägepalme, Keusche Tree und Minztee.

- **Glycerin**: Glycerinextrakt bekämpft das Auftreten von überschüssigem Körperhaar.

- **Akupunktur**: Winzige Nadeln werden an strategischen Stellen des Körpers platziert, um das Haarwachstum zu hemmen.

## Für die Fruchtbarkeit

- **Akupunktur**
- **Fußreflexzonenmassage**
- **Hypnose**
- **Homöopathie**

## Zur Gewichtskontrolle

- **Akupunktur**: Wenn die Hautmembran bricht, wird die Produktion von Endorphinen ausgelöst, so dass der Appetit sofort und nachhaltig reduziert wird.
- **Akupressur**: Der Druck in verschiedenen Körperteilen verringert auch das Hungergefühl, insbesondere das, das nur durch Angstzustände hervorgerufen wird.
- **Hypnose**: Nehmen Sie Sie mit, um das neue Bild von Ihnen zu projizieren, das Sie jeden Tag im Spiegel sehen möchten. Wenn Sie also die Trance verlassen, sind Sie bereit, alles zu tun, um sie zu erreichen.
- **Fußreflexzonenmassage**: Bestimmte Bereiche der Fußsohle werden gedrückt, um die Organe zu stimulieren, die für die Unterdrückung des Appetits verantwortlich sind.

# Thema V

# Klima

# Männlich und weiblich

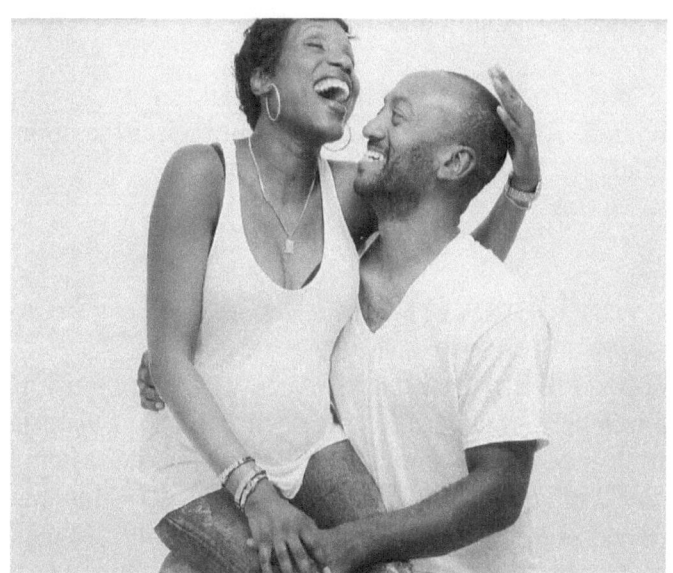

## Kapitel 1

## Konzept

Das Klimakterium tritt sowohl bei Männern als auch bei Frauen im mittleren Alter auf. Es handelt sich um eine dauerhafte und irreversible Veränderung, die im Laufe der Jahre ausgelöst wurde und deren Folge die Einstellung der Fortpflanzungsfunktion bei Frauen und die Abnahme der sexuellen Funktion bei Männern ist.

Dieser Zeitraum erstreckt sich über viele Jahre, da er mit der Menopause beginnt, sich um die Menopause selbst verlängert und bis zum Ende der Postmenopause andauert.

Die Veränderungen, die durch das Klimakterium hervorgerufen werden, sind sowohl biologisch, psychologisch, emotional als auch sozial.

### Arten von klimakterischen

**Männliches Klimakterium**: Auch als Andropause bekannt. Das männliche Klimakterium tritt nach dem 50. Lebensjahr auf. Der Körper produziert weniger Testosteron und der Mann beginnt Symptome zu entwickeln, die denen nach der Menopause bei Frauen sehr ähnlich sind. Unter ihnen sind die Abnahme der Libido, geringere intellektuelle Leistung und verminderte Vitalität.

**Climaterio feminine**: Auf diese Weise werden alle Veränderungen bezeichnet, die bei Frauen von vor der Menopause bis nach der Menopause auftreten. Innerhalb des

Klimakteriums treten Wechseljahre auf, die jedoch keine Synonyme sind. Im Allgemeinen kommt das Klimakterium kurz vor dem Alter von fünfzig Jahren an.

**Wechseljahre**: bezeichnet die letzte Menstruation einer Frau. Die Wechseljahre finden in der Mitte des Klimas statt, daher ist dies weder Ihr Ausgangspunkt noch der letzte Moment. Es wird daher durch das Aufhören weiblicher Hormone durch die Eierstöcke ausgelöst und im Gegensatz zu dem, was bei Männern geschieht, beendet die Menopause die Fortpflanzungsfähigkeit von Frauen. Die Geschichte endet jedoch nicht hier, aber da Östrogene und Progesteron nicht vorhanden sind, beginnen sich die Organe, die sie benötigen, zu verschlechtern. Deshalb wird empfohlen, sie durch synthetische Hormone zu ersetzen.

**Frühe Wechseljahre**: treten zwischen dem einundvierzigsten und siebenundvierzigsten Lebensjahr auf. Eine vorzeitige Menopause hat nicht unbedingt gesundheitliche Konsequenzen, da sie innerhalb der erwarteten Altersspanne liegt.

**Frühe Wechseljahre**: Dies wird auf diese Weise berücksichtigt, wenn es vor dem vierzigsten Lebensjahr passiert. Der physische Auslöser ist derselbe wie in den normalen Wechseljahren, nur dass er früh auftreten kann, wenn die Frau einer Operation zur Entfernung der Eierstöcke unterzogen wurde oder nachdem sie sich einer Chemotherapie oder Strahlentherapie unterzogen hat. Genetik kann auch sein Aussehen beeinträchtigen. Obwohl dies nicht immer ein Problem darstellt, sind Tests erforderlich, um die Ursache für das frühe Einsetzen der Wechseljahre zu ermitteln. Zu beachten ist, dass eine Schwangerschaft nicht immer verhindert wird, da die Freisetzung eines Eies willkürlich.

# Kapitel 2

# Häufigste Ursachen

Unter den Faktoren, die mit frühen klimakterischen assoziiert sind, finden wir diejenigen erblichen Charakters, diejenigen, die mit Lebensgewohnheiten und endokrinen Faktoren zusammenhängen.

## Vererbung

Wenn es eine Familienanamnese dieser Erkrankung gibt, ist es sehr wahrscheinlich, dass auch die Frau darunter leidet.

## Lebensgewohnheiten

Durch die Verkürzung der Lebensdauer um etwa zwei Jahre führt das Rauchen auch dazu, dass der Klimakterium früher als erwartet auftritt. Zum anderen ist es auch dafür verantwortlich, dass die Symptome der Menopause verstärkt auftreten.

## Endokrine Ursachen

Endokrine Erkrankungen, die stark mit dem frühen Klimakterium zusammenhängen, da beide Probleme von der Anwesenheit oder Abwesenheit von Hormonen abhängen. Die am häufigsten mit diesem Problem verbundenen sind:

- **Insulinresistenz**

- Polyzystische Eierstöcke

- Hypothyreose

- Morbus Cushing

- Hypogonadismu

- Gigantismus oder Akromegalie

## Medizinische Ursachen

Bestimmte medizinische Eingriffe sind eng mit dem Auftreten des Klimakteriums vorzeitig verbunden. Sie sind:

**Chemotherapie oder Bestrahlung des Beckens**: Krebsbehandlungen können die Struktur des Eierstocks schädigen und dazu führen, dass sie vorübergehend oder dauerhaft die Produktion von Eiern einstellen.

**Operation zur Entfernung der Gebärmutter**: Diese Operation, auch als Hysterektomie bezeichnet, führt dazu, dass die Eierstöcke etwa zwei Jahre früher als erwartet keine Eier mehr produzieren.

**Operation zur Entfernung der Eierstöcke**: Die Wirkung ist unmittelbar, da der Hormonspiegel bei dieser Operation abrupt abnimmt. Die Menstruation hört auf und die Menopause kommt unabhängig vom Alter.

# Kapitel 3

## Häufige Symptome

Mann und Frau sind verschieden, und ihre Art, früh, früh und normal das Klimakterium zu leben, ist keine Ausnahme. Jedes von ihnen leidet an Symptomen, die eine Korrelation aufweisen und sogar an bestimmten Stellen auftreten können, aber unterschiedlich sind.

**Häufige Symptome beim Menschen**

- Demotivation
- Energiemangel
- Muskelkraftverlust
- Nach dem Essen schlafen
- Haarausfall

**Häufige Symptome bei Frauen**

- Menstruationsstörungen
- Hitzewallungen
- Schlaflosigkeit
- Müdigkeit
- Depressionen
- Reizbarkeit

Während es für einen Mann möglich ist, starke Angst und den Wunsch zu haben, unerklärlich zu weinen, manifestieren sich am häufigsten Symptome nervöser und psychischer Natur bei Frauen, während bei Männern physiologische Symptome auftreten.

# Kapitel 4

## Zugehörige Bedingungen

Die Bedingungen, die mit dem Eintreffen des Klimakteriums auftreten, sind die folgenden:

**Fettleibigkeit:** Der Stoffwechsel verlangsamt sich und die Körpermasse nimmt zu. Dies ist teilweise auf die Abnahme des Östrogens und den mit dem Alter verbundenen geringeren Energieverschleiß zurückzuführen.

**Hypertonie**: Die am meisten akzeptierte Theorie ist mit der Zunahme der Körpermasse verbunden, die den Druck erhöht, Blut zum Herzen zu pumpen.

**Dyslipidämie**: Die Abnahme des Östrogens führt dazu, dass das Blut nicht mehr effektiv gereinigt wird, sodass alle Lebensmittel, die eingenommene Lipide enthalten, im Körper verbleiben und Schäden verursachen.

**Diabetes**: Östrogene haben die Funktion, das Blut und die Arterien sauber zu halten und die Zucker- und Lipidwerte innerhalb normaler Grenzen zu halten. Wenn die Präsenz im Körper verringert wird, kann eine Insulinresistenz auftreten und zu Diabetes führen.

**Hypothyreose**: Aufgrund hormoneller Veränderungen beginnt die Schilddrüse ihre Funktionen zu verlieren und geht aus.

**Demenz**: hormonelle Veränderungen wirken sich direkt auf die Psychologie aus. Daher ist es üblich, ohne Grund vom Lachen zum Weinen überzugehen. Wenn diese Symptome nicht behandelt werden, können sie zu Demenz führen.

## Kapitel 5

## Folgen

**Osteoporose**: Während des Klimakteriums geht mehr Knochenmasse verloren. Dies führt zu Bruchgefahr. Es gibt jedoch natürliche Möglichkeiten, diesen Prozess umzukehren und ein völlig gesundes Leben zu führen. Erstens wird empfohlen, wenig Kraft auszuüben, dh örtlich begrenzte Gymnastik. Diese Art von Routine bei körperlicher Aktivität lässt die Muskeln wachsen, schützt und regeneriert die Knochenmasse. Im Gegensatz zu der Theorie, dass Kalzium am besten über Milchprodukte gewonnen werden kann, neigt die neueste Forschung zu einer veganen Ernährung. Bestimmte Gemüsesorten enthalten mehr als doppelt so viel Kalzium wie Milchprodukte. Ein sehr klares Beispiel dafür ist Petersilie. Da Kaffee ein sehr starkes Entkalkungsmittel ist, wird empfohlen, es zu vermeiden.

**Ischämische Herzkrankheit**: Die Verschlechterung und mögliche Verstopfung der Herzkranzgefäße hat eine Lösung von natürlichen Methoden. Eine aerobe Routine und die Beseitigung sitzender Verhaltensweisen bei der Arbeit und in der Freizeit wird empfohlen. Nach zwei Monaten, in denen Sie mit dem Trainingsprogramm begonnen haben, werden Sie die Verbesserungen bemerken.

**Unfruchtbarkeit**: Die vollständige Unfruchtbarkcit bctrifft Frauen, während die Zuchtfähigkeit von Männern abnimmt. Dies sind direkte Folgen des Klimakteriums und irreversibel. Sobald die Eier aufhören zu produzieren, gibt es keine Möglichkeit mehr fruchtbar zu sein.

**Sexuelle Dysfunktion**: Der mit dem Klimakterium verbundene Verlust an Potenz und sexuellem Verlangen kann durch

Nahrungsmittel wiederhergestellt werden, die die Libido steigern und eine bessere Durchblutung der männlichen Genitalien ermöglichen. Darunter finden wir Zwiebeln, Meeresfrüchte und Ingwer.

**Depression**: hormonelle Veränderungen betreffen sowohl die weibliche als auch die männliche Psychologie. Glücklicherweise können Maßnahmen ergriffen werden, um den Auswirkungen des Gefühls extremer Traurigkeit durch Depressionen entgegenzuwirken. Eine Sportart auszuüben, die uns motiviert, neue Freunde zu finden und mit denen, die wir bereits haben, in engem Kontakt zu bleiben und Sonnenlicht zu empfangen, sind drei grundlegende Maßnahmen, um diese neue Lebensphase zu beginnen.

# Kapitel 6

# Behandlungen

## Medikamente

**Andropause Hormonersatztherapie:**

Beim männlichen Klimakterium entstehen die Hauptsymptome aus der Abnahme des Testosteronspiegels, dem männlichen Hormon schlechthin. Wenn dieses Hormon niedrig ist, führen die Symptome hauptsächlich zu Beschwerden über die sexuelle Funktion. Die Hormonersatztherapie basiert in diesem Fall auf der Verabreichung von Testosteron oder seinen Analoga, um diese Spiegel wiederherzustellen und die männliche Funktion wiederherzustellen. Die folgenden Vorbereitungen sind derzeit verfügbar:

- **Testosteronester (diese Ester-Enanthate)**: Diese werden alle 21 Tage als ölige Zubereitung zur intramuskulären Verabreichung angeboten, da sie langsam resorbiert werden.
- **Testosteron-Undecanoat**: Es ist auch einer der Testosteronester, wird jedoch mehrmals täglich oral verabreicht, da sein Metabolismus schnell ist. Bei Injektionen sind langsamere Präsentationen verfügbar.
- **Transdermales Testosteron**: Diese Art von Testosteron wird in Gelen oder Pflastern direkt auf die Haut aufgetragen. Gele werden vorzugsweise früh morgens auf die Achselhöhlen, Schultern und den Bauch aufgetragen, und Sie sollten mindestens 6 Stunden warten, bis der Bereich benetzt ist. Es ist eine Behandlung, die eine

konstante Freisetzung von Testosteron aus der Haut in das Blut ermöglicht und bei Patienten über 40 Jahren empfohlen wird.
Testosteron sollte mit Vorsicht angewendet werden, da es Herzprobleme und Prostatapathologien hervorruft.

**Therapie für das weibliche Klima:**

Die Behandlung der Wechseljahre hängt davon ab, wie der Patient diese Erfahrung macht. Wenn die Symptome nicht störend sind oder Ihre Lebensqualität beeinträchtigen, basiert die Therapie auf nicht-pharmakologischen Maßnahmen wie: Förderung einer gesunden, fett- und würzstofffreien Ernährung, regelmäßige Durchführung aerober körperlicher Übungen wie Gymnastik oder Radfahren, Vermeidung von Gewohnheiten Gesund wie Rauchen oder Trinken von Alkohol und Kaffee im Übermaß, Kontrolle anderer Krankheiten, die an Bluthochdruck leiden, regelmäßige Tests auf Osteoporose und Brustkrebs durchführen und ein positives Lebensgefühl bewahren.

Wenn die Symptome für die Patienten jedoch störend sind, wird eine Hormonersatztherapie empfohlen. Dies sollte mit der minimalen wirksamen Dosis beginnen und zielt auf die Behandlung von vasomotorischen Symptomen (Hitzewallungen) und urogenitalen (Vaginitis, Juckreiz, Entzündung) aufgrund von Östrogenmangel ab.

Die Östrogentherapie wird bei Frauen vor dem 60. Lebensjahr sowie für kurze Zeiträume empfohlen, da sie mit bestimmten Risiken verbunden ist, z. B. einer erhöhten Inzidenz von Brust- und Gebärmutterkrebs.

Kombinationen von:
- **Östrogene allein**: Verringern Sie die Symptome von Schmerzen, Hitzewallungen, Hitzewallungen, Juckreiz

und Vaginalinfektionen und verbessern Sie die Osteoporose.
- **Östrogene und Gestagene**: Sie haben die bereits beschriebenen östrogenen Wirkungen. Kombinierte Gestagene werden verwendet, wenn die Frau nicht hysterektomiert wurde, um den Wirkungen von Östrogen im Überschuss entgegenzuwirken.
- **Tibolon**: Ein Medikament, das in den Körper gelangt und in Östrogen, Gestagen und androgene Derivate umgewandelt wird. Es wird zur Behandlung von Symptomen eines Östrogenmangels in den Wechseljahren wie Schwitzen, Hitzewallungen, Veränderungen der Libido und der Stimmung angewendet
veränderungen der Libido und der Stimmung.

Zu den möglichen Nebenwirkungen zählen Sehstörungen, Juckreiz, Erbrechen, Ödeme, Gewichtszunahme, erhöhtes kardiovaskuläres Risiko, Dyslipidämie und erhöhtes Risiko für venöse Obstruktion (Thrombose).

## Operationen

In letzter Zeit ist ein starkes Aufkommen von Operationen zu verzeichnen, die mit dem Gegensteuern der sichtbaren Auswirkungen der Wechseljahre zusammenhängen. Wir heben Folgendes hervor:

**Ästhetik**: Der Körper hört auf, Kollagen zu produzieren, wodurch die Haut verfeinert wird und der Schlaffheitseffekt auftritt. Um dies rückgängig zu machen, gibt es Operationen zur Gesichts- und Halsverjüngung. Durch Lifting- oder Injektionstechniken wird das üppige Erscheinungsbild auf das Gesicht zurückgeführt.

**Haarimplantate**: Da die Männer die meisten Haare verlieren, erweisen sie sich als die zahlreichsten Klienten dieser Behandlung. Es besteht aus der Implantation von Haaren aus besiedelten Bereichen des Kopfes an diejenigen, die Haare verloren haben. Zur Durchführung wird eine örtliche Betäubung angewendet. Die Erkrankungen, die als Folge dieser Behandlung festgestellt wurden, sind Infektionen und die Verschärfung des Problems der Kahlheit, wenn keine vorherige Konsultation des Patienten zur Beurteilung durchgeführt wird.

**Genitalien**: Sie haben sowohl einen ästhetischen als auch einen funktionalen Zweck. Während sie das sichtbare Erscheinungsbild der Genitalien verbessern, lösen sie auch Probleme wie Harninkontinenz. Sie tragen zur Verbesserung des Selbstwertgefühls bei, indem sie einen jugendlichen Eindruck in der Region vermitteln. Männer können auch mehrere genitale Schönheitsoperationen durchführen, darunter Penisvergrößerung und -verdickung sowie Scrotal-Lifting. Die Vorteile konzentrieren sich auf eine bessere sexuelle Funktion, während die Risiken genau das Gegenteil sein können: Verlust des Genitalgefühls, sowohl bei Männern als auch bei Frauen, aufgrund von Nervenschäden in der Region.

# Kapitel 7

## Körperliche Aktivität

Jeder Lebensabschnitt hat seine Reize und Herausforderungen. Die gute Nachricht ist, dass körperliche Betätigung uns in allen von ihnen begleiten kann. Wir müssen nur vorsichtig sein, um eine zu machen, die für den Moment geeignet ist, den wir durchmachen. Mit dem Klimakterium gehen gewisse Einschränkungen bei der Durchführung der bisher bekannten Übungen einher. Es geht aber nicht darum, sie aufzugeben, sondern sie an unser neues Leben anzupassen.

Damit die Übung dauerhaft wirkt, muss sie jeden Tag, mindestens fünf Tage die Woche und mindestens vierzig Minuten lang durchgeführt werden.

**Mobilitätsmöglichkeiten**

Da die Reaktionsgeschwindigkeit des Körpers abnimmt, werden Übungen empfohlen, die in Ihrem eigenen Tempo ausgeführt werden können. Darunter heben wir hervor:

- laufen
- schwimmen
- Zumba
- Lokale Gymnastik
- Festes Fahrrad
- Gewichtheben
- Bauchübungen

**Komplikationen und Begleiterkrankungen**

Wechseljahreskrankheiten können selbst ein Hindernis für körperliche Betätigung sein. Darunter sind:

- Osteoporose
- Hitzewallungen
- Schlaflosigkeit

Die Berücksichtigung dieser Faktoren hilft uns, bei der Eingabe einer Trainingseinheit vorsichtig zu sein. Erstens kann Osteoporose zu Knochenbrüchen führen, sodass wir uns nicht für einen übersprungenen Aerobic-Kurs oder einen sehr anspruchsvollen Tanzkurs entscheiden. Um Hitzewallungen zu vermeiden, müssen wir darauf vorbereitet sein, mit kleinen Kleidern zu trainieren. Die irrtümliche Annahme, dass das Fell uns durch übermäßiges Schwitzen stärker abnehmen lässt, führt dazu, dass wir uns im Bereich des Brustkorbs und der Arme übermäßig wärmen. Diese Entscheidung wird nur dazu führen, dass wir ersticken und die Trainingseinheit unterbrechen müssen. Ein weiterer Faktor ist immer gut hydratisiert. Schließlich müssen wir die Übung zu unseren Gunsten anwenden, um Schlaflosigkeit zu vermeiden. Der Weg, dies zu erreichen, besteht darin, möglichst nachts zu trainieren und niemals ein isotonisches Getränk zu trinken, um zu hydratisieren, da es uns überfordert, aber Wasser wird unsere beste Gesellschaft sein.

## Profitieren Sie von den kombinierten Routinen von Cardio, Ausdauer, Elastizität und Flexibilität

Die Übung sollte als ganzheitliche Praxis konzipiert werden, so dass die vier Hauptfähigkeiten vorhanden sein müssen. Das Aerobic sollte jeden Tag, sowie diejenigen von Elastizität und Flexibilität sein, während zweimal pro Woche für den Widerstand ausreichen, da es das Heben von Gewichten beinhaltet und der Körper das Bedürfnis hat, sich zu erholen.

Die Vorteile von körperlicher Aktivität in dieser Lebensphase sind vielfältig:

- **Verbessert die Stimmung und erhöht das Selbstwertgefühl**

- **Erhöht die Beweglichkeit und Koordination** (einschließlich der Koordination des Gehirns)

- **Helfen Sie, besser zu schlafen**

- **Erhöht die Lungenkapazität**

- **Hält das Gewicht in Schach**

- **Verbessert die Hautgesundheit**

- **Reguliert den Darmtransit**

- **Verhindert Herz-Kreislauferkrankungen**

- **Verhindert Osteoporose**

# Kapitel 8

## Diätetische Maßnahmen

Das Ergreifen von diätetischen Maßnahmen zur Übertragung des Klimakteriums hilft uns, Krankheiten vorzubeugen, Symptome von anderen zu lindern, die installiert sind, und eine Stimmung zu verbessern, die uns nicht immer begleiten möchte.

### Aphrodisiaka

Die Aphrodisiaka haben die Aufgabe, das sexuelle Verlangen an Menschen zurückzugeben, die es aus physischen oder emotionalen Gründen verloren haben. Sie sind sehr effektiv, wir müssen jedoch bedenken, dass sie die Liebe nicht ersetzen, sondern vielmehr erhöhen. Ohne Liebe ist die Wirkung, die sie erzielen werden, also gering. Die beliebtesten Aphrodisiaka sind:

- **Anden Maca**
- **Ginseng**
- **Kaffee**
- **Schokolade (mit Kakao)**
- **Termine**
- **Muttern**
- **Safran**
- **Gelée Royale**
- **Minze**

### Ausgewogene Ernährung

Die ausgewogene Ernährung ist nicht eine, die Kohlenhydrat- oder Kalorienmangel hat, sondern die, die alles in ihrem richtigen

Maße einschließt. Was eine Diät mit diesen Merkmalen beinhalten sollte, sind:

- **Kohlenhydrate**: liefern Energie
- **Proteine**: Bilden Sie Muskelmasse und stellen Sie das Gewebe wieder her
- **Ungesättigte und mehrfach ungesättigte Fette**: Transportieren Sie Vitamine und reinigen Sie uns von schlechtem Cholesterin
- **Vitamine und Mineralien**: Sie sorgen dafür, dass die Systeme unseres Körpers optimal funktionieren

## Verjüngende Diäten

Es sind solche, die natürliche Antioxidantien enthalten, die der Wirkung freier Radikale entgegenwirken. Solche Antioxidantien finden sich in:

- **Orangen**
- **Mango**
- **Karotten**
- **Kürbis**
- **Süßkartoffe**
- **Zucchini**
- **Brokkoli**
- **Muttern**
- **Samen**
- **Spinat**
- **Grünkohl**
- **Grünes Blattgemüse**
- **Milch**
- **Butter**
- **Eier**
- **Rosa Grapefruit**
- **Tomaten**

- Wassermelone
- Getreide
- Papayas
- Erdbeeren
- Fisch
- Vollkornbrot
- Kiwis

**Natürliche Phytohormone**

Sie sind aufgrund der darin enthaltenen Krebsrisiken eine zunehmend akzeptierte Alternative für die Hormonersatztherapie. Phytohormone sind pflanzliche Hormone, die die Funktionen erfüllen, die Östrogen und Testosteron, die im Klimakterium nicht mehr in den erforderlichen Mengen produzieren, in unserem Körper erfüllen. Wir finden sie in:

- Soja
- Getreide
- Schisandra Beeren
- grüner tee
- Hopfen

## Die am häufigsten empfohlenen Vorbereitungen

Die Art und Weise, wie wir Lebensmittel zubereiten, ist wichtig, um Nährstoffe besser nutzen zu können. Einige Tipps, um das Beste aus ihnen herauszuholen:

- Wählen Sie saisonales Obst und Gemüse
- Hülsenfrüchte und Gemüse nicht abseihen, sondern nur mit Wasser aufnehme
- Al dente kochen

- Schneiden oder reiben Sie frisches Obst und Gemüse, um es im Moment zu konsumieren

## Menü Beispiele

**Frühstück**: Vollkornbrot mit Käse und einer Tasse Joghurt
**Mittagessen**: Fisch mit Kartoffeln und Süsskartoffeln
**Snack**: Käsekuchen mit natürlichem Süßstoff; grüner tee
**Abendessen**: Eintopf mit Karotten, Brokkoli und Lauch, gekocht in Tomatensauce

## Attraktive und gesunde kulinarische Rezepte

### Gebratene Champignons und Zucchini

- 1 Dose kleine Pilze
- 1 Knoblauchzehe
- ½ Zwiebel
- 1 Zucchini
- Olivenöl
- Cayennepfeffer

Den Knoblauch ohne Mittelteil in kleine Stücke schneiden. Die Zwiebel in Brunoise schneiden und die Zucchini mit der Haut würfeln. Pilze halbieren. Das Olivenöl in einer Pfanne erhitzen. Setzen Sie den Knoblauch und die Zwiebel, bis sie kaum bräunen. Fügen Sie die Pilze hinzu. Zuletzt die Zucchini dazugeben und kochen lassen, bis sie weich sind. Stellen Sie die Hitze ab und fügen Sie Cayennepfeffer hinzu.

**Salat mit Brunnenkresse, Wassermelone, Melone und Avocado**

Erforderliche Mengen Brunnenkresse, Wassermelone, Melone und Avocado.

Sie müssen nur die Früchte würfeln, die Samen entfernen und sie in eine Schüssel geben. Brunnenkresse hinzufügen und mit Zitronensaft bestreuen.

# Kapitel 9

## Vitaminen und mineralien

Es gibt eine bestimmte Gruppe von Vitaminen und Mineralstoffen, die in der klimakterischen Ernährung enthalten sein müssen. Sie unterstützen das reibungslose Funktionieren des Hormonsystems, die Stimmung und die Vorbeugung von Krankheiten, die mit dieser Periode verbunden sind..

**Vitaminem**

- Vitamin C
- Vitamin E

Vitamin C hilft bei der Produktion von Östrogen und Vitamin E vermindert Hitzewallungen, kontrolliert das Schwitzen und bekämpft die Angst, die zu Schlaflosigkeit führt.

**Mineraliem**

- **Calcium** - Die richtige Menge für Frauen im Klimakterium liegt zwischen 1.200 und 1.500 mg täglich, um Osteoporose vorzubeugen.

**Lebensmittel mit Vitamin C**

- Kaki
- Knoblauch
- Erdbeeren
- Zitrusfrüchte
- Acerola-Beeren
- Schwarze Johannisbeere
- Kiwi

- Guave
- Paprika
- Papayas
- Melone
- Amalaki
- Rosenkohl

**Lebensmittel mit Vitamin E**

- Grünes Blattgemüse
- Muttern
- Weizen-, Saflor-, Mais-, Soja- und Sonnenblumenöl
- Samen

**Lebensmittel mit Kalzium**

- Milchprodukte
- Muttern
- Grünes Blattgemüse
- Kiwi
- Erdbeeren
- Himbeeren
- Brevas
- Abb
- Pflaumen
- Zitronen
- Johannisbeeren
- Papaya
- Blauer Fisch
- Garnele
- Tofu
- Samen
- Eier

# Kapitel 10

# Heilpflanzen

## Nützlinge

Die Pflanzen, von denen wir während des Klimakteriums profitieren, sind diejenigen, die in der Lage sind, den mit diesem Stadium verbundenen Krankheiten entgegenzuwirken, unsere hormonelle Funktion zu kontrollieren und Symptome wie Hitzewallungen und Traurigkeit zu kontrollieren.

## Fettverbrennende Pflanzen

- Ginseng
- Cayennepfeffer
- Löwenzahn
- Schwarzer Pfeffer
- Kurkuma
- Senf
- Zimt
- Kardamom
- Kreuzkümmel

## Pflanzen, die Hormone anregen

- Löwenzahn
- Petersilie
- Sarsaparilla
- Seetang
- Luzerne

### Pflanzen gegen Traurigkeit

- Melisa
- ohanniskraut
- Ginseng
- Baldrian
- Ylangylang
- Lavendel
- Kamille
- Mohn
- Estragon
- Salbei

### Pflanzen zum Einschlafen

- Passionsblume
- Linden
- Kamille
- Rosmarin
- Minze
- Zitronenmelisse
- Lavendel
- Melissa
- Baldria
- Ginseng

### Pflanzen, die Energie liefern

- Rosmarin
- Aloe Vera
- Yerba Kumpel
- Infusion von Ginseng und Zimt
- Guarana

## Pflanzen für Hitzewallungen

- Wiesenklee
- Salbei
- Cimicifuga
- Hopfen

## Pflanzen für Menstruationsstörungen

- Chasteberry
- Nachtkerze
- Hirtenbeutel
- Cimicifuga
- Chía

# Kapitel 11

## Natürliche Ergänzungsmittel

Einige Unternehmen wie Life stellen Nahrungsergänzungsmittel auf der Basis natürlicher Produkte her. Der Vorteil ist, dass Sie in einer einzigen Kapsel so viele Nährstoffe wie nötig erhalten können. Darüber hinaus bedeutet die Konzentration der Komponenten, dass Sie den Verbrauch dieser Nährstoffe nicht mit anderen Lebensmitteln ergänzen müssen.

**Evo Whey Protein**: ist Molkeproteinkonzentrat. Es erzeugt Energie, gibt Kraft und fördert den Muskelaufbau. Im Gegenzug aktiviert es den Stoffwechsel, beschleunigt ihn und erfüllt die ihm entsprechenden Hauptfunktionen.

**Ich bin Protein Isolate 2.0**: Es ist pflanzliches Protein aus Sojabohnen für sich. Es hilft beim Muskelaufbau, verbessert also die Qualität unserer körperlichen Übungen, ermöglicht es uns, mehr Gewicht zu heben, wir werden stärker und verbrennen mehr Kalorien.

**Vitamin D3 4000 IE**: ist ein Vitamin D-Konzentrat, das in Perlen geliefert wird. Es bietet die notwendige Muskelkraft, um sich bei körperlichen Übungen zu verbessern, was in den Wechseljahren von entscheidender Bedeutung ist.

**Ultra Omega-3**: liefert Omega-3-Fettsäuren, unterstützt die ordnungsgemäße Funktion des Gehirns, hält den Cholesterinspiegel im Blut unter Kontrolle und hilft beim Sehen.

# Kapitel 12

## Alternative Therapien

Wenn wir natürliche Behandlungen bevorzugen und von der traditionellen Medizin mit ihren Verfahren und Medikamenten abweichen, können wir uns für eine alternative Therapie entscheiden, um mit den Symptomen von Klimakterium umzugehen.

## Verhaltenstherapien

- **Expositionstechniken**: Der Patient wird mit dem Faktor konfrontiert, der Angst verursacht. Es dient zur Bekämpfung von Phobien und Angstzuständen.

- **Systematische Desensibilisierung**: Sie versucht, Angstzuständen entgegenzuwirken, indem sie Verhaltensweisen erzeugt, die ihr Auftreten verhindern.

- **Kognitive Umstrukturierung**: Die Gedanken des Patienten werden so verändert, dass er seine psychischen Beschwerden lindert, indem er sie wegbewegt.

## Stressbewältigung

- Lachtherapie
- Aromatherapie
- Infusionen
- Meditation
- Yoga

- Kryotherapie (verwendet Kälte, um den Körper zur Freisetzung von Serotonin, Endorphinen und Dopamin zu stimulieren)
- Pressotherapie (verwendet die Technik der Luftkompressionsmassage, um die Gliedmaßen auszuruhen)

## Entspannungstherapien

- **Mit dem Zwerchfell atmen**
- **Meditación**
- **Geführte Imagination**
- **Achtsamkeit**

## Angstkontrolle

- **Aromatherapie**
- **Homöopathie**
- **Lachtherapie**
- **Bachblüten**
- **Phytotherapie**

## Depressionskontrolle

- **Nahrungsergänzungsmittel** (Magnesium, Vitamin B, Omega-3-Fettsäuren)
- **Lichttherapie** (der Patient muss dem Sonnenlicht ausgesetzt sein)
- **Körperliche Bewegung**

## Körperbild

- **Akzeptiere den Körper selbst**

- Machen Sie eine Liste der positiven Aspekte Ihres Körpers
- Umgib dich mit Menschen, die dich akzeptieren und respektieren
- Behandeln Sie Ihren Körper mit Respekt, beginnend mit dem Essen

## Selbstachtung

- Reiki
- Farbtherapie
- Aromatherapie
- Lachtherapie
- Abrakotherapie

## Ergotherapie

Es geht darum, die Person, die irgendeine Art von Einschränkung hat, beschäftigt zu halten, ob physisch oder kognitiv, beschäftigt und unterhalten. Es konzentriert sich darauf, die Fähigkeiten der Person zu verbessern, damit sie sich in die Gesellschafts- und Arbeitswelt wieder integrieren kann.

# Referenzen nach Themen und Kapiteln

## Thema I. Diabetes

Kapitel 1. Definition

https://www.who.int/es/news-room/fact-sheets/detail/diabetes
https://kidshealth.org/es/kids/type1-esp.html

Kapitel 2. Häufigste Ursachen

https://www.niddk.nih.gov/health-information/informacion-de-la-salud/diabetes/informacion-general/sintomas-causas
http://www.diabetes.org/es/informacion-basica-de-la-diabetes/diabetes-gestacional/que-es-la-diabetes-gestacional.html
http://www.cadime.es/es/noticia.cfm?iid=hiprglucemias-medicamentos#.XQFkk9IzaM8

Kapitel 3. Die häufigsten Symptome

https://es.wikipedia.org/wiki/Polidipsia
https://www.msdmanuals.com/es/professional/trastornos-urogenitales/s%C3%ADntomas-de-los-trastornos-urogenitales/poliuria
https://www.semiologiaclinica.com/index.php/articlecontainer/motivosdeconsulta/126-polifagia
https://www.mayoclinic.org/es-es/diseases-conditions/itchy-skin/diagnosis-treatment/drc-20355010
https://www.niddk.nih.gov/health-information/informacion-de-la-salud/diabetes/informacion-general/sintomas-causas

Kapitel 4. Bedingungen im Zusammenhang mit der Unkontrolliertheit

https://www.mayoclinic.org/es-es/diseases-conditions/yeast-infection/symptoms-causes/syc-20378999
https://cuidateplus.marca.com/enfermedades/urologicas/balanitis.html
https://medlineplus.gov/spanish/ency/article/000521.htm
http://www.diabetes.org/es/vivir-con-diabetes/complicaciones/complicaciones-en-la-piel.html
http://www.diabetes.org/es/vivir-con-diabetes/tratamiento-y-cuidado/higiene-y-salud-bucal/la-diabetes-y-los-problemas-de-salud-bucal.html

Kapitel 5. Konsequenzen, Prävention und natürliche Empfehlungen, um sie zu kontrollieren

https://www.mayoclinic.org/es-es/diseases-conditions/peripheral-neuropathy/symptoms-causes/syc-20352061
https://cuidateplus.marca.com/enfermedades/ginecologicas/disfuncion-sexual-femenina.html
https://www.niddk.nih.gov/health-information/informacion-de-la-salud/enfermedades-urologicas/disfuncion-erectil/prevencion
https://cuidateplus.marca.com/enfermedades/urologicas/impotencia-disfuncion-erectil.html
http://www.kidneyfund.org/en-espanol/enfermedad-de-los-rinones/tipos/enfermedad-de-los-rinones-cronica.html
http://www.revcardiologia.sld.cu/index.php/revcardiologia/article/view/566/723
https://fundaciondelcorazon.com/informacion-para-pacientes/enfermedades-cardiovasculares/cardiopatia-isquemica.html

https://medlineplus.gov/spanish/diabeticfoot.html
https://medlineplus.gov/spanish/diabeticfoot.html
http://www.hoy.com.ec/remedios-caseros-para-la-disfuncion-erectil/
https://www.kidney.org/es/atoz/content/como-afecta-al-cuerpo-la-insuficiencia-renal
https://holadoctor.com/es/%C3%A1lbum-de-fotos/10-remedios-naturales-para-el-coraz%C3%B3n
https://mejorconsalud.com/preparar-5-remedios-naturales-las-ulceras-del-pie-diabetico/

Kapitel 6. Behandlungen

https://es.familydoctor.org/medicamentos-orales-para-la-diabetes/
http://cirugiavascularactual.blogspot.com/2007/08/pie-diabtico-clasificacin-etapificacin.html
http://www.diabetes.org/es/vivir-con-diabetes/tratamiento-y-cuidado/transplantes/trasplante-de-pncreas.html

Kapitel 7. Körperliche Aktivität

https://www.elsevier.es/es-revista-avances-diabetologia-326-articulo-efecto-del-ejercicio-fisico-sobre-S1134323012000385
https://www.elsevier.es/es-revista-endocrinologia-nutricion-12-articulo-impacto-actividad-fisica-sobre-el-S1575092210000525
https://www.webconsultas.com/ejercicio-y-deporte/ejercicio-y-enfermedad/ejercicios-recomendados-en-personas-con-diabetes
https://lopezdoriga.com/vida-y-estilo/diferencia-entre-flexibilidad-y-elasticidad/

Kapitel 8. Diätetische Maßnahmen

http://www.diabetes.org/es/alimentos-y-actividad-fisica/alimentos/que-voy-a-comer/comprension-de-los-carbohidratos/contar-carbohidratos.html
https://www.dietistasnutricionistas.es/indice-glucemico-la-carga-glucemica/
https://medlineplus.gov/spanish/ency/patientinstructions/000941.htm
http://www.diabetes.org/es/alimentos-y-actividad-fisica/alimentos/que-voy-a-comer/consejos-de-comidas/lea-detenidamente-las-etiquetas.html
https://www.mayoclinic.org/es-es/diseases-conditions/diabetes/in-depth/diabetes-diet/art-20044295
https://www.fundaciondiabetes.org/general/articulo/169/la-alimentacion-en-la-diabetes-tipo-2--plan-semanal-de-alimentacion
https://misrecetasparadiabeticos.com/ensaladas-diabeticos/

Kapitel 9. Vitamine und Mineralien

https://www.niddk.nih.gov/health-information/informacion-de-la-salud/diabetes/informacion-general/nutricion-alimentacion-actividad-fisica/conteo-carbohidratos
http://diabetesdietas.com/diabetes-minerales-vitaminas-reducen-la-diabetes/

Kapitel 10. Heilpflanzen

https://www.cuerpomente.com/salud-natural/tratamientos/8-plantas-y-suplementos-que-protegen-frente-a-la-diabetes_161

https://mejorconsalud.com/7-hierbas-te-ayudan-tratar-la-diabetes-tipo-2/
https://www.saludnutricionbienestar.com/berberina-planta-diabetes/
https://holadoctor.com/es/%C3%A1lbum-de-fotos/10-hierbas-aliadas-contra-la-diabetes

Kapitel 11. Produkte für indossierte Diabetiker

http://fmdiabetes.org/marcas-avaladas/

Kapitel 12. Alternative Therapien in der Diabetesbehandlung

https://cuidateplus.marca.com/medicamentos/2016/03/03/homeopatia-que-sirve-109987.html
https://www.vix.com/es/imj/salud/2011/02/17/medicina-alternativa-para-la-diabetes
https://www.significados.com/ozonoterapia/
https://definicion.de/acupuntura/
https://www.botanical-online.com/medicina-natural/flores-bach-diabetes
http://www.redgdps.org/guia-de-diabetes-tipo-2-para-clinicos/6-educacion-terapeutica-en-diabetes-20180917
http://diabeweb.com/blog/18/apoyo-psicologico-diabetes
http://diabetesdietas.com/cuando-asistir-grupo-apoyo-la-diabetes/

## Thema II. Fettleibigkeit

Kapitel 1. Konzept
https://www.healthychildren.org/Spanish/health-issues/conditions/obesity/Paginas/body-mass-index-formula.aspxhttps://obymed.es/tipos-de-obesidad/

**Kapitel 2. Häufigste Ursachen**

https://www.elconfidencial.com/alma-corazon-vida/2016-10-06/medicamentos-engordan_1270838/
https://www.elsevier.es/es-revista-endocrinologia-nutricion-12-articulo-funcion-endocrina-obesidad-S1575092211002361
https://www.mayoclinic.org/es-es/diseases-conditions/cushing-syndrome/symptoms-causes/syc-20351310
https://www.sanitas.es/sanitas/seguros/es/particulares/biblioteca-de-salud/dieta-alimentacion/adelgazar-sobrepeso/hipotiroidismo-obesidad.html
https://www.mayoclinic.org/es-es/diseases-conditions/male-hypogonadism/symptoms-causes/syc-20354881
https://www.fesemi.org/informacion-pacientes/conozca-mejor-su-enfermedad/acromegalia-y-gigantismo
https://www.intramed.net/contenidover.asp?contenidoid=94048
http://obesidadinfantil.consumer.es/web/es/padres_obesos/1.php
https://www.elsevier.es/es-revista-endocrinologia-nutricion-12-articulo-obesidad-adipogenesis-resistencia-insulina-S157509221100218X
https://laboratoriosniam.com/la-estrecha-relacion-entre-sop-y-obesidad/
https://www.mayoclinic.org/es-es/diseases-conditions/male-hypogonadism/symptoms-causes/syc-20354881

**Kapitel 3. Die häufigsten Symptome**

https://cuidateplus.marca.com/enfermedades/ginecologicas/amenorrea.html
https://kidshealth.org/es/teens/acanthosis-esp.html

https://portal.hospitalclinic.org/enfermedades/obesidad/sintomas
https://www.mayoclinic.org/es-es/diseases-conditions/stretch-marks/symptoms-causes/syc-20351139

Kapitel 4. Zugehörige Bedingungen

https://www.cmed.es/actualidad/la-obesidad-y-sus-enfermedades-asociadas_306.html
https://vitaliv.app/esta-relacionado-el-exceso-de-colesterol-con-el-exceso-de-peso/
cielo.isciii.es/scielo.php?script=sci_arttext&pid=S1137-66272004000300006
https://funcionales.es/obesidad-dietas-ricas-en-grasa-y-alteraciones-de-la-motilidad-intestinal
http://www.ilsoeducacion.com/150-litiasis-vesicular-y-obesidad
http://www.scielo.org.pe/scielo.php?script=sci_arttext&pid=S1025-55832017000200016
https://cuidateplus.marca.com/enfermedades/digestivas/colon-irritable.html
https://cuidateplus.marca.com/enfermedades/urologicas/litiasis-renal.html
https://www.revistanefrologia.com/es-obesidad-enfermedad-renal-consecuencias-ocultas-articulo-S0211699517300553

Kapitel 5. Konsequenzen

https://medlineplus.gov/spanish/metabolicsyndrome.html
https://www.sdpnoticias.com/estilo-de-vida/2015/11/22/hablemos-de-la-osteoartrosis-artrosis-o-enfermedad-articular-degenerativa

https://mejorconsalud.com/6-consejos-para-eliminar-naturalmente-los-acrocordones/
https://www.salud.mapfre.es/enfermedades/dermatologicas/que-son-y-como-tratar-los-acrocordones/
ttps://www.mayoclinic.org/es-es/diseases-conditions/nonalcoholic-fatty-liver-disease/symptoms-causes/syc-20354567
http://chemocare.com/es/chemotherapy/side-effects/Hiperuricemia.aspx
https://www.webconsultas.com/salud-al-dia/esteatosis-hepatica/prevencion-de-la-esteatosis-hepatica
https://www.mayoclinic.org/es-es/diseases-conditions/metabolic-syndrome/symptoms-causes/syc-20351916

Kapitel 6. Behandlungen

https://medlineplus.gov/spanish/ency/patientinstructions/000346.htm
https://www.laparoscopic.md/es/questions/cirugia-bariatrica/cuales-son-los-posibles-efectos-secundarios-de-la-cirugia-bariatrica
https://cuidateplus.marca.com/belleza-y-piel/diccionario/lipoescultura.html
https://www.clinicasobesitas.com/obesidad/cirugia-plastica-obesidad/
https://www.hmhospitales.com/usuario-hm/apuntes-de-salud/cirugia-de-la-obesidad-(bariatrica)
https://www.mayoclinic.org/es-es/tests-procedures/bariatric-surgery/about/pac-20394258

Kapitel 7. Körperliche Aktivität

www.bbc.com/mundo/noticias/2015/08/150807_salud_recomendaciones_ejercicio_personas_sobrepeso_ig
https://www.clinicasobesitas.com/actualidad/ejercicio-fisico-adaptado-a-la-obesidad/
https://pierdepesoencasa.com/ejercicios-para-obesos-morbidos-sedentarios-casa/

Kapitel 8. Diätetische Maßnahmen

https://www.elsevier.es/es-revista-offarm-4-articulo-dietas-hipocaloricas-13070732
https://www.fundacionbengoa.org/informacion_nutricion/dietas-moda.asp
https://www.mayoclinic.org/es-es/healthy-lifestyle/nutrition-and-healthy-eating/in-depth/glycemic-index-diet/art-20048478
http://saludyalimentacion.consumer.es/obesidad/alimentos-aconsejados-permitidos-y-limitados
https://encolombia.com/libreria-digital/lmedicina/obesidad-carta/obesicart-gc-capitulo14a/
https://www.hogarmania.com/cocina/recetas/pescados-mariscos/201803/salmonetes-setas-tomates-39424.html

Kapitel 9. Vitamine und Mineralien

https://myemail.constantcontact.com/LA-CARENCIA-DE-VITAMINAS-Y-MINERALES-INFLUYE-PARA-LA-OBESIDAD-EN-ADULTOS.html?soid=1116729122843&aid=eNYZOiXSYkc

https://www.clinicabaviera.com/blog/mundo-bavieraconoce-que-alimentos-tienen-vitamina-a/
https://www.eldiario.es/consumoclaro/comer/frutas-verduras-vitamina-C-naranjas_0_810869830.html
https://www.crbard.com/vab-guide/El-Blog-de-BAV/VitaminaE-beneficios-y-alimentos
https://www.hola.com/cocina/nutricion/200905228505/minerales/calcio/hierro/
https://rpp.pe/lima/actualidad/fortalece-tus-huesos-con-alimentos-ricos-en-calcio-y-vitamina-d-noticia-633557

## Kapitel 10. Heilpflanzen

https://www.hogarmania.com/salud/salud-familiar/remedios-naturales/201610/plantas-medicinales-ayudan-quemar-grasa-33845.html
https://mejorconsalud.com/11-mejores-plantas-para-bajar-de-peso/
https://www.portalsalud.com/hierbas-para-la-resistencia-a-la-insulina_13125095/
https://www.hogarmania.com/salud/salud-familiar/remedios-naturales/201610/plantas-medicinales-ayudan-quemar-grasa-33845.html
https://www.salud180.com/salud-z/plantas-medicinales-contra-la-obesidad

## Kapitel 11. Natürliche Ergänzungsmittel

https://as.com/deporteyvida/2017/06/20/portada/1497954710_295576.html

https://imeoobesidad.com/blog/suplementos-dieteticos-perder-peso/

**Kapitel 12. Alternative Therapien**

https://www.salud180.com/salud-dia-dia/5-terapias-para-controlar-el-estres
https://www.lanacion.com.ar/ciencia/dos-terapias-permiten-corregir-una-imagen-corporal-distorsionada-nid1252757
https://cuidateplus.marca.com/enfermedades/psiquiatricas/trastorno-por-atracon.html
https://medlineplus.gov/spanish/ency/patientinstructions/000874.htm
https://www.efe.com/efe/espana/gente/hedonismo-alimentario-el-placer-por-comer-productos-saludables/10007-2885261
https://www.elsevier.com/es-es/connect/estudiantes-de-ciencias-de-la-salud/tecnicas-cognitivo-conductuales-para-afrontar-el-estres-de-los-examenes
https://cuidateplus.marca.com/belleza-y-piel/diccionario/risoterapia.html
https://cnnespanol.cnn.com/2017/10/17/8-claves-para-acabar-con-la-adiccion-a-los-carbohidratos/

**Thema III. Tiroides**

**Kapitel 1. Konzept**

https://medlineplus.gov/spanish/thyroiddiseases.html
https://medlineplus.gov/spanish/hypothyroidism.html

https://www.mayoclinic.org/es-es/diseases-conditions/hashimotos-disease/symptoms-causes/syc-20351855
https://medlineplus.gov/spanish/hyperthyroidism.html
https://medlineplus.gov/spanish/ency/article/001178.htm

Kapitel 2. Häufigste Ursachen

https://www.cuidatutiroides.com/t/hipotiroidismo_hereditarios/
https://www.mayoclinic.org/es-es/diseases-conditions/hyperthyroidism/symptoms-causes/syc-20373659

Kapitel 3. Die häufigsten Symptome

https://www.mayoclinic.org/es-es/diseases-conditions/hypothyroidism/symptoms-causes/syc-20350284
https://cuidateplus.marca.com/enfermedades/digestivas/hipertiroidismo.html
https://www.mayoclinic.org/es-es/diseases-conditions/hashimotos-disease/symptoms-causes/syc-20351855
https://www.mayoclinic.org/es-es/diseases-conditions/goiter/symptoms-causes/syc-20351829

Kapitel 4. Zugehörige Bedingungen

https://www.navarrozarza.com.mx/?p=420
https://www.sanitas.es/sanitas/seguros/es/particulares/biblioteca-de-salud/prevencion-salud/tiroides-depresion.html
https://www.mayoclinic.org/es-es/diseases-conditions/secondary-hypertension/symptoms-causes/syc-20350679

https://www.mayoclinic.org/es-es/diseases-conditions/hypothyroidism/expert-answers/hypothyroidism/faq-20057789
https://espanol.mercola.com/boletin-de-salud/muchos-sintomas-que-sugieren-una-tiroides-lenta.aspx

## Kapitel 5. Konsequenzen

https://www.informajoven.org/info/salud/K_7_4.asp
https://comerparavenceralcancer.com/2018/09/25/los-alimentos-basicos-para-vencer-al-cancer/
https://www.cancer.org/es/cancer/cancer-de-tiroides/causas-riesgos-prevencion/prevencion.html
https://www.elsevier.es/es-revista-revista-medica-clinica-las-condes-202-articulo-disfuncion-tiroidea-y-corazon-S0716864015000395
https://www.cuerpomente.com/salud-natural/terapias-naturales/como-prevenir-tiroiditis_2181
https://medlineplus.gov/spanish/ency/article/000683.htm
https://mejorconsalud.com/bebidas-tratar-hipertiroidismo/
https://www.tuasaude.com/es/remedios-caseros-para-el-hipotiroidismo/
https://www.evafertilityclinics.es/novedades-inseminacion-artificial/tiroides-y-fertilidad-femenina/

## Kapitel 6. Behandlungen

https://www.hormone.org/pacientes-y-cuidadores/medicines-for-hypothyroidism
https://www.cancer.org/es/cancer/cancer-de-tiroides/despues-del-tratamiento/cuidado-de-seguimiento.html

https://medlineplus.gov/spanish/ency/article/002933.htm
https://www.radiologyinfo.org/sp/info.cfm?pg=radioiodine
https://www.cun.es/enfermedades-tratamientos/cuidados-casa/cuidados-tras-yodo-radiactivo
https://www.barnaclinic.com/blog/cirugia-de-tiroides/cuidados-en-casa-cirugia-de-tiroides/
https://www.cancer.org/es/cancer/cancer-de-tiroides/tratamiento/yodo-radioactivo.html
https://www.barnaclinic.com/blog/cirugia-de-tiroides/complicaciones-frecuentes-cirugia-de-tiroides/
https://medlineplus.gov/spanish/druginfo/meds/a682461-es.html

**Kapitel 7. Körperliche Aktivität**

http://scielo.sld.cu/scielo.php?script=sci_arttext&pid=S0864-03002017000300013
https://www.portalsalud.com/ejercicio-afecta-produccion-info_7609/
https://www.barnaclinic.com/blog/cirugia-de-tiroides/recuperacion-cirugia-tiroides-reposo/

**Kapitel 8. Diätetische Maßnahmen**

https://www.tuasaude.com/es/dieta-para-la-intolerancia-a-la-lactosa/
https://www.aecat.net/consejos-practicos/terapiacon-yodo-radioactivo/dieta-baja-en-yodo-y-otras-recomendaciones/
https://www.mayoclinic.org/es-es/diseases-conditions/lactose-intolerance/symptoms-causes/syc-20374232
https://www.cuerpomente.com/alimentacion/dieta-terapeutica/recetas-equilibrar-tiroides-hormonas_1778

https://belleza.trendencias.com/?utm_source=bebesymas&utm_medium=network&utm_campaign=favicons
http://www.contigosalud.com/menu-para-hipotiroidismo
https://positive.varilux.es/bienestar/intolerancia-gluten/
https://shawellnessclinic.com/es/shamagazine/recomendaciones-nutricionales-para-hipotiroidismo-e-hipertiroidismo/

Kapitel 9. Vitamine und Mineralien

https://www.infobae.com/salud/2018/05/25/hipo-e-hipertiroidismo-cuales-son-los-seis-nutrientes-esenciales-para-su-buen-funcionamiento/
https://www.alimente.elconfidencial.com/bienestar/2019-04-15/selenio-mineral-gran-poder-antioxidante_1867706/

Kapitel 10. Heilpflanzen

https://www.promofarma.com/blog/salud-y-bienestar/4-plantas-para-aumentar-tus-defensas/
https://www.revistaciencias.unam.mx/es/160-revistas/revista-ciencias-15/1411-%C2%BFplantas-que-producen-cancer.html
https://es.wikipedia.org/wiki/Sustancias_t%C3%B3xicas_vegetales
https://rolloid.net/7-hierbas-naturales-tratar-los-problemas-tiroides/
http://www.consumer.es/web/es/alimentacion/aprender_a_comer_bien/enfermedad/2010/01/29/190795.php

Kapitel 11. Natürliche Ergänzungsmittel

https://laopinion.com/guia-de-compras/los-mejores-10-suplementos-para-el-cuidado-de-la-tiroides/

Kapitel 12. Alternative Therapien

https://www.telesurtv.net/news/8-alternativas-para-disminuir-el-estres--20150922-0010.html
https://www.telesurtv.net/news/8-alternativas-para-disminuir-el-estres--20150922-0010.html
https://www.cuerpomente.com/blogs/come-limpio/ayuno-tipos-contraindicaciones_2542
https://gabinetedepsicologia.com/tratamiento-de-la-tristeza-psicologos-madrid-tres-cantos

**Thema IV. Syndrom der polyzystischen Eierstöcke**

Kapitel 1. Konzept

https://medlineplus.gov/spanish/ency/article/000369.htm
https://kidshealth.org/es/teens/pcos-esp.html

Kapitel 2. Häufigste Ursachen

https://aesopspain.org/sop-y-hipotiroidismo/
https://medlineplus.gov/spanish/ency/article/000348.htm

https://www.msdmanuals.com/es/professional/trastornos-endocrinos-y-metab%C3%B3licos/trastornos-hipofisarios/gigantismo-y-acromegalia
https://es.familydoctor.org/condicion/resistencia-la-insulina/
https://kidshealth.org/es/teens/pcos-esp.html
https://www.hormone.org/audiences/pacientes-y-cuidadores/preguntas-y-respuestas/2010/sindrome-de-ovario-poliquistico

Kapitel 3. Die häufigsten Symptome

https://kidshealth.org/es/teens/pcos-esp.html
https://laboratoriosniam.com/la-estrecha-relacion-entre-sop-y-obesidad/
https://www.infosalus.com/enfermedades/ginecologia/ovarios-poliquisticos/que-es-ovarios-poliquisticos-62.html

Kapitel 4. Zugehörige Bedingungen

http://www.scielo.br/scielo.php?pid=S0066-782X2010000500010&script=sci_arttext&tlng=es
https://www.elsevier.es/es-revista-revista-medica-clinica-las-condes-202-articulo-sindrome-de-ovario-poliquistico-en-S0716864016300633
https://www.crbard.com/vab-guide/Saber-mas/Palpacion-de-los-cambios-fibroquisticos-de-la-mama

Kapitel 5. Langzeitfolgen

https://www.infosalus.com/asistencia/noticia-mujeres-sindrome-ovario-poliquistico-tienen-mayor-riesgo-sufrir-enfermedades-cardiovasculares-20100519142806.html

http://cardiosalus.com/salud/reportajes/como-se-puede-prevenir-la-cardiopatia-isquemica.html
https://www.cuerpomente.com/blogs/come-limpio/sindrome-ovarios-poliquisticos_1638
https://www.organicfacts.net/remedios-caseros/sindrome-de-ovario-poliquistico.html?lang=es
https://mejorconsalud.com/tratamiento-natural-para-el-sindrome-de-los-ovarios-poliquisticos/
https://www.infosalus.com/salud-investigacion/noticia-mujeres-sindrome-ovario-poliquistico-tienen-doble-riesgo-ser-ingresadas-otros-trastornos-20150128094134.html

**Kapitel 6. Behandlungen**

https://espanol.womenshealth.gov/a-z-topics/polycystic-ovary-syndrome
https://medlineplus.gov/spanish/druginfo/meds/a699055-es.html
https://www.breastcancer.org/es/tratamiento/cirugia/preventiva_ovarios/preventiva_ovarios/durante
https://medlineplus.gov/spanish/assistedreproductivetechnology.html
https://www.breastcancer.org/es/tratamiento/cirugia/preventiva_ovarios/riesgos

**Kapitel 7. Körperliche Aktivität**

https://www.fisiologiadelejercicio.com/sindrome-de-ovario-poliquistico-y-entrenamiento-fisico/
https://www.adamedmujer.com/trastornos/ejercicio-fisico-para-mujeres-con-sindrome-de-ovarios-poliquisticos/

**Kapitel 8.** Diätetische Maßnahmen

https://youngwomenshealth.org/2006/05/15/nutricion-para-sopq/
https://www.directoalpaladar.com/ingredientes-y-alimentos/las-mejores-recetas-con-nueces-de-directo-al-paladar
https://laboratoriosniam.com/si-tienes-sop-estos-deliciosos-alimentos-seran-tus-mejores-amigos/
https://www.elespanol.com/cocinillas/recetas/verduras/20150422/brocoli-gratinado-jamon-queso-huevo-receta-facil/1000111038898_30.html
https://informalia.eleconomista.es/informalia/belleza/noticias/8578741/08/17/Toma-nota-estos-son-los-alimentos-para-combatir-el-acne-.html
http://www.diabetes.org/es/alimentos-y-actividad-fisica/alimentos/que-voy-a-comer/comprension-de-los-carbohidratos/indice-glucemico-y-diabetes.html
https://laboratoriosniam.com/si-tienes-sop-reduce-tus-niveles-de-testosterona-con-estos-5-alimentos/
http://muysaludable.sanitas.es/nutricion/dietas-hipocaloricas-consisten/
http://muysaludable.sanitas.es/nutricion/dietas-hipocaloricas-consisten/

**Kapitel 9.** Vitamine und Mineralien

https://www.facebook.com/AdiosQuistesDeOvario/photos/7-vitaminas-y-minerales-para-eliminar-el-sindrome-de-ovario-poliquisticovitamina/812927655559095/
https://www.hsnstore.com/blog/colina-e-inositol/
https://www.sabervivirtv.com/nutricion/alimentos-ricos-en-zinc-beneficios_1990/5

https://www.zonadiet.com/nutricion/cromo.htm
https://ods.od.nih.gov/factsheets/VitaminD-DatosEnEspanol/
https://medlineplus.gov/spanish/ency/article/002404.htm
https://www.oftalvist.es/blog/alimentos-ricos-vitamina-a-para-la-vista/

Kapitel 10. Heilpflanzen

https://laboratoriosniam.com/si-tienes-sop-reduce-tus-niveles-de-testosterona-con-estos-5-alimentos/
https://www.mujerhoy.com/vivir/madres/201810/08/plantas-aumentan-fertilidad-601178454434-ga.html
https://culturacolectiva.com/estilo-de-vida/como-bajar-los-niveles-de-testosterona-si-eres-mujer
https://www.montevideo.com.uy/Mujer/Plantas-medicinales-para-regularizar-la-menstruacion-uc322492
https://www.enbuenasmanos.com/tratamientos-para-la-resistencia-a-la-insulina

Kapitel11. Natürliche Ergänzungsmittel

https://www.amazon.es/NIAM-S-Ovario-Poliqu%C3%ADstico-C%C3%A1psulas/dp/B01EHSNIW2/ref=pd_lpo_sbs_121_t_0/260-3033207-7492715?_encoding=UTF8&psc=1&refRID=M6DQXEH1DAE2SR16TDYY
https://www.guiadesuplementos.es/melatonina/
https://miriamginecologia.com/blog/sindrome-de-ovarios-poliquisticos-parte-iv/
https://www.guiadesuplementos.es/acido-folico/

Kapitel 12. Alternative Therapien

https://www.eluniversal.com.co/blogs/entendiendo-la-piel-con-wilmar-polo/terapias-alternativas-y-complementarias-en-tratamientos-cutaneos
https://www.todopapas.com/fertilidad/fertilidad-en-la-mujer/fertilidad-acupuntura-y-otras-terapias-alternativas-5615
https://www.vix.com/es/imj/salud/5334/las-mejores-terapias-alternativas-para-bajar-de-peso
https://mejorconsalud.com/tratamiento-natural-para-el-exceso-de-vello/
https://es.wikipedia.org/wiki/Fitoterapia
https://www.hedonai.com/tratamientos-faciales/acne/
https://www.hablandodehomeopatia.com/como-tratar-el-acne-con-medicamentos-homeopaticos/

## Thema V. Climaterio Masculino y Feminino

Kapitel 1. Konzept

https://definicion.de/climaterio/
https://cuidateplus.marca.com/sexualidad/diccionario/menopausia.html
http://www.scielo.org.bo/scielo.php?script=sci_arttext&pid=S1012-29662006000200011
https://www.msdmanuals.com/es/hogar/salud-femenina/trastornos-menstruales-y-sangrados-vaginales-an%C3%B3malos/menopausia-prematura

https://www.clinicalascondes.cl/BLOG/Listado/Ginecologia/Climaterio-y-Menopausia

Kapitel 2. Häufigste Ursachen

https://espanol.womenshealth.gov/menopause/early-or-premature-menopause

Kapitel 3. Die häufigsten Symptome

https://www.salud.mapfre.es/salud-familiar/hombre/recomendaciones/menopausia-masculina/
http://www.davila.cl/menopausia-y-climaterio-sintomas-y-tratamiento/

Kapitel 4. Zugehörige Bedingungen

http://scielo.isciii.es/scielo.php?script=sci_arttext&pid=S0212-16112006000900001
https://www.mayoclinic.org/es-es/diseases-conditions/high-blood-pressure/expert-answers/menopause-and-high-blood-pressure/faq-20058406
https://www.sabervivir.es/familia-saludable/mujer/vigila-mas-tu-tiroides-en-la-menopausia
https://www.msdmanuals.com/es/hogar/trastornos-hormonales-y-metab%C3%B3licos/trastornos-relacionados-con-el-colesterol/dislipidemia-dislipemia
https://www.drfcarmona.com/menopausia/enfermedades-asociadas-la-menopausia/

**Kapitel 5. Konsequenzen**

https://fundaciondelcorazon.com/ejercicio/ejercicio-fisico/3175-cardiopatia-isquemica.html
https://www.cuerpomente.com/salud-natural/consultorio/regenerar-masa-osea-osteoporosis-forma-natural_2792
https://mifarmaciaespana.com/tratamientos-naturales-para-la-disfuncion-erectil-una-solucion-efectiva-y-saludable/

**Kapitel 6. Behandlungen**

https://www.vademecum.es/enfermedad-menopausia+(climaterio+femenino)_424_3
https://www.clinicalascondes.cl/NOTICIAS/Andropausia,-el-bajon-hormonal-de-los-hombres
https://cuidateplus.marca.com/belleza-y-piel/medicina-estetica/2018/11/16/consecuencias-implantes-pelo-realizados-turquia-168131.html
https://www.20minutos.es/noticia/565418/0/cirugia/vaginal/riesgos/
https://espanol.womenshealth.gov/menopause/menopause-treatment
ttps://www.todopapas.com/medicamentos/hormonas/progyluton
https://www.webconsultas.com/belleza-y-bienestar/tratamientos-esteticos/que-es-la-c
https://vilarovira.com/cirugia-genital-masculina/
https://medlineplus.gov/spanish/druginfo/meds/a601041-es.html
https://www.diariofemenino.com/articulos/salud/menopausia/cirugia-estetica-durante-la-etapa-de-la-menopausia/

Kapitel 7. Körperliche Aktivität

https://www.webconsultas.com/ejercicio-y-deporte/ejercicio-en-las-etapas-de-la-vida/ejercicios-apropiados-en-la-menopausia-1937
https://www.webconsultas.com/ejercicio-y-deporte/ejercicio-en-las-etapas-de-la-vida/ejercicio-en-la-menopausia-1935
https://www.webconsultas.com/ejercicio-y-deporte/ejercicio-en-las-etapas-de-la-vida/beneficios-del-ejercicio-en-la-menopausia-193

Kapitel 8. Diätetische Maßnahmen

https://cuidateplus.marca.com/sexualidad/diccionario/afrodisiacos.html
https://www.dietacoherente.com/recetas-para-la-menopausia-ensaladas-potajes/
https://sevilla.abc.es/gurme/las-mejores-recetas/10-recetas-con-calabacin/
https://holadoctor.com/es/%C3%A1lbum-de-fotos/el-mejor-men%C3%BA-durante-la-menopausia-ayuda-a-evitar-la-suba-de-peso-y-el-estr%C3%A9s
https://contenidos.bupasalud.com/salud-bienestar/vida-bupa/alimentaci%C3%B3n-saludable
https://www.miqueridamenopausia.com/que-son-las-fitohormonas/
https://www.huercasa.com/es/blog/alimentos-antioxidantes
https://www.directoalpaladar.com/salud/como-aprovechar-mejor-los-nutrientes-en-la-cocina
https://mifarmaciaespana.com/conoce-los-afrodisiacos-naturales-mas-efectivos-y-disfruta-de-tu-sexualidad/

**Kapitel 9. Vitamine und Mineralien**

https://www.hola.com/estar-bien/20180831128919/vitaminas-y-minerales-en-la-menopausia-cs/
https://www.miarevista.es/salud/fotos/7-alimentos-con-un-plus-de-vitamina-c/vitamina-c-1
https://www.danone.es/es/salud/tendencias/alimentos-calcio-no-lacteos.html
https://www.globalhealingcenter.net/salud-natural/alimentos-vitamina-c.html
https://medlineplus.gov/spanish/ency/article/002406.htm
https://laopinion.com/guia-de-compras/3-vitaminas-y-minerales-que-necesitas-consumir-durante-la-menopausia-para-fortalecer-tu-salud/

**Kapitel 10. Heilpflanzen**

https://articulos.mercola.com/sitios/articulos/archivo/2014/11/08/hierbas-y-especias-para-bajar-de-peso.aspx
https://www.eldinamo.cl/ambiente/2016/05/09/plantas-hierbas-combatir-estres-depresion/
https://www.autocrecimiento.com/salud/plantas-medicinales-trastornos-menstruales/
https://www.cuerpomente.com/salud-natural/tratamientos/sofocos-remedios-naturales_2133
https://holadoctor.com/es/%C3%A1lbum-de-fotos/los-10-mejores-t%C3%A9s-para-dormir-bien
https://mejorconsalud.com/hierbas-medicinales-que-nos-aportan-energia/
https://www.promofarma.com/blog/salud-y-bienestar/descubre-las-5-plantas-que-equilibran-tus-hormonas/

Kapitel 11. Natürliche Ergänzungsmittel

https://www.hsnstore.com/blog/menopausia-suplementos-naturales/

Kapitel 12. Alternative Therapien

https://www.subz3ro.mx/7-terapias-alternativas-disminuir-estres/
https://www.mindalia.com/noticias/terapias-alternativas-bienestar-salud-naturales/
https://neurorhb.com/blog-dano-cerebral/que-es-la-terapia-ocupacional/
https://www.diariofemenino.com/articulos/psicologia/ansiedad/terapias-alternativas-para-combatir-la-ansiedad/
http://www.f-ima.org/es/factores-de-proteccion-para-la-prevencion/imagen-corporal
https://articulos.mercola.com/sitios/articulos/archivo/2017/11/16/tratamientos-alternativos-para-la-depresion.aspx
https://psicologiaymente.com/vida/tecnicas-relajacion-combatir-estres
https://psicologiaymente.com/clinica/tecnicas-cognitivo-conductuales

# Über den Autor

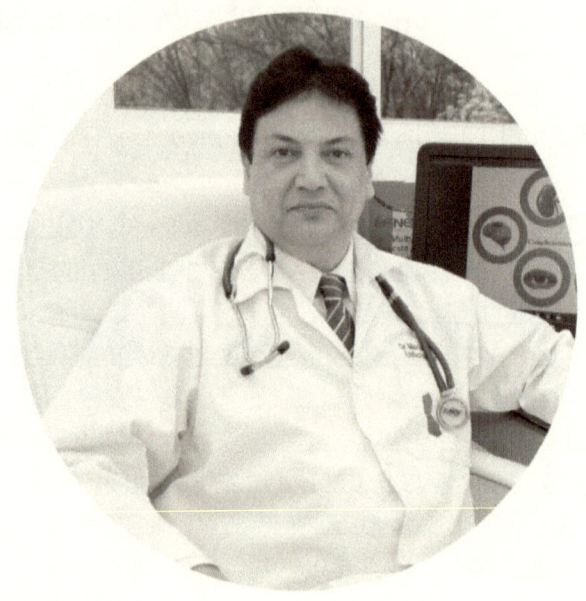

**Dr. Mario Vega Carbó**
**Endokrinologe**

* Der kubanische Arzt schloss 1994 sein Studium ab. Facharzt für Endokrinologie und Familienmedizin.
* Master in Langlebigkeit und Ultraschall.
* Professor für Medizinische Pathophysiologie.
* Liebhaber des Guten, der Familie und der Natur.

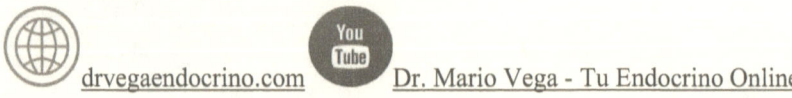

drvegaendocrino.com    Dr. Mario Vega - Tu Endocrino Online

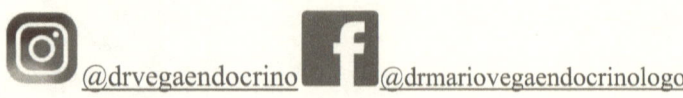

@drvegaendocrino    @drmariovegaendocrinologo

www.ingramcontent.com/pod-product-compliance
Lightning Source LLC
Chambersburg PA
CBHW030622220526
45463CB00004B/1381